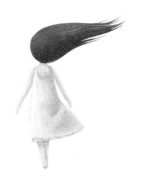

童年就是硬道理

一位私人精神分析师的真实案例选

陈天星　著

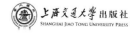
上海交通大学出版社
SHANGHAI JIAO TONG UNIVERSITY PRESS

内容提要

　　本书讲述了 40 余个真实发生的心理案例,内容包括情感类、亲子类、梦的解析类、职场类等。每个案例后都有心理专家的点评与支招。通过阅读这些真实发生的故事,我们能够对精神分析有所了解,掌握相关心理学知识,并能对自己的生活、情感和工作有所启发。

　　本书适合对心理学感兴趣的读者阅读。

图书在版编目(CIP)数据

童年就是硬道理 / 陈天星著. —上海:上海交通
大学出版社,2015
ISBN 978 - 7 - 313 - 12961 - 1

Ⅰ.①童…　Ⅱ.①陈…　Ⅲ.①心理咨询-案例　Ⅳ.
①R395.6

中国版本图书馆 CIP 数据核字(2015)第 094482 号

童年就是硬道理

著　　者:陈天星		
出版发行:上海交通大学出版社	地　　址:上海市番禺路 951 号
邮政编码:200030	电　　话:021 - 64071208
出 版 人:韩建民	
印　　制:上海天地海设计印刷有限公司	经　　销:全国新华书店
开　　本:710 mm×1000 mm　1/16	印　　张:15.75
字　　数:228 千字	
版　　次:2015 年 6 月第 1 版	印　　次:2015 年 6 月第 1 次印刷
书　　号:ISBN 978 - 7 - 313 - 12961 - 1/R	
定　　价:42.00 元	

前　言

已经快一年了，每周一到周四的凌晨 12 点，我躺在沙发上，打开 Skype 和远在美国的我的精神分析师打个招呼，然后，闭上眼睛，开始精神分析。有一晚，在一系列欢乐的回忆之后，突然，我回忆起小学三年级的一个场景，"我中午回家吃好父母前一天留在邻居家的饭，然后，去上学。路上很安静，没什么人。两排高大的白杨树中间有条小路，我喜欢用脚推动着落叶，等落叶堆砌到膝盖的时候，就哗哗地散落在两边了，这么行进一会后，等我回头望的时候，一条落叶小径就形成了。然后……"然后，我就开始了抽泣，一种无法遏制的情绪不知从我身体的哪个部位汹涌而出，"孤独，我感到特别的孤独。"我尝试着给这种情绪一个命名。只听到一个亲切的声音传了过来："是的，你感到孤独。"我继续问道："为什么此时此刻我的身体会发抖呢？我的眼泪停不下来呢？"亲切的声音继续回答："这就是你的身体记忆。"

这是一种相当震撼的经历，除非亲历，否则无法想象身体记忆可以如此真实。比如，我从来都以为自己的童年是金色的，父母和哥哥都是爱我的，我也特别聪明活泼，那么，一切都应该是完美的。我读三年级的时候，父母因为要创业所以早出晚归，哥哥也因为要考重点初中而寄宿到舅舅家去了，剩下我一个人，当然，我没有感觉这有什么异样的，每天依旧快乐地学习，和小伙伴们上山下河地玩，成绩照样是班级前三名，而且，这段经历我也一直引以为傲，认为自己从小就很独立，经受了孤独的考验，是个男子汉。但是，身体不止这么记录，它也记录了我孤独的忧伤。

这就是精神分析治疗要做的事情，按照弗洛伊德的说法，就是把"潜意识意识化"，把曾经压抑的身体记忆，或者说情绪记忆，尝试着用语言标示出来，这样一个人就会减少内心的分裂，降低内在的冲突，可以更好地去爱和工作。用现代流行的比喻就是：人的左脑是理性脑，主要用语言的、分析性的逻辑来工作；右脑是情绪脑，主要用情感的、整体性的直觉来工作，那么，让一个人用左脑去理解他的右脑中发生了什么，就等于告诉一个人不要低估你脚下的油门，因为，你的车动力非凡，哪怕你感觉这不是一辆名牌车，但它依旧动力非凡。就好比我一直以为我是一个耐得住孤独的人，但是，通过精神分析才发现其实自己一直非常渴望成功来获取别人的关注，而这种动力就是由我那压抑的身体记忆来提供的。

有些人可能要说，这有什么难的？我做一个噩梦，比如我一直认为我母亲是天下最好的人，但是梦中她却在我一出生时就把我送人了，那么，不也可以起到揭示身体记忆的效果了？一般而言，这样的噩梦不会带来持续的改变。因为，噩梦醒后，一个人很难进入反思状态，但是，在心理咨询的情景下，心理咨询师会保持来访者强烈的情绪，相当于一个"容器"，努力去体会和转化这些强烈的情绪，创造一个"空间"使得来访者可以获得一种反思性的姿态，去感受在自己的内心世界到底发生了什么。比如说，当我的一位女性来访者告诉我，在她小学一年级的时候，因为一次考试不及格，母亲一巴掌就把她的左脸打得面瘫了。她就好像在说被母亲指责了一通一样普通，而我已经感受到了内心的恐惧，当我说："那时的你很恐惧吧？"她竟然愣住了，然后，泪水才慢慢流下来，她可以用语言来标示自己当时感受到的情绪了，这一切也可以想象为她左脑的语言功能可以和右脑的情绪功能链接了，这时候，她的左脑才明白了她右脑中存储的有关母亲的记忆是包含大量恐惧感的，而这也解释了自己为什么一听到母亲要她研究生毕业就回乡发展时，她就感到很焦虑，以至于要做心理咨询。而当她更好地理解了自己之后，她就可以在面对母亲的时候,包容自己的身体上潜意识唤起的恐惧感,这种对待内心世界的反思性的姿态可以让她获得很多的内在资源和自尊自由。

从事精神分析事业不知不觉已经有了八个年头,这一路走来遇到了好多人,倾听了好多事,有时甚至感觉自己就是写《聊斋志异》的蒲松龄,听着眼前的人说着很多有关妖精的故事,在西方,他们称之为魔,也就是"心魔"了。用精神分析的语言来说,其实所谓的妖魔鬼怪都是自己内心的某些被压抑的情感。某些没有实现的童年愿望,它们因为曾经过于单纯和原始,而被分裂到了内心的另一个世界,从而,被我们视为异类。有了异类,那么,修建长城就成了必然,偶尔打开城门血战一场也成了习惯。于是,一个人越来越把自己当做敌人,于是,内心从广场变得越来越像战场,恨与恐惧在与日俱增,而爱和安全感却消耗殆尽。而如何感化这些心魔,过去就是蒲松龄这类边缘艺术家的工作,他们游走于黑白两道,倾听着彼此的诉求,用自己博大精深的历史底蕴和悲天悯人的人文情怀来感应和转化这些所谓的"心魔";而现代就是笔者这类精神分析师的工作,他们继续游走在理性和情感的两界,倾听着彼此的诉求,除了继续需要博大精深的历史底蕴和悲天悯人的人文情怀,也更加需要现代有关内心沟通的科学技术。

简单地说,成为蒲松龄很难,成为精神分析师也极其困难,正如我那快 80 岁的分析师导师告诉我的,这是一条很长很长的路,你需要终身的学习。

但是,这种成长和工作是有价值的,每当我感到力不从心,感到人生怎么如此荒谬之际,我都会真切地回忆起,也有很多的来访者确实因为精神分析而获益,他们从痛苦焦虑中得到了解放,他们都在我的咨询室里拥抱了他们的"心魔",而那一刻我也被疗愈了。为了自己更好地前行,也为了让更多的人了解精神分析的存在和作用,我把这几年来自己的一些真实案例编辑成册,当然,有关涉及来访者隐私的地方,我都做了必要的修改。希望它们可以激起您内心的一些共鸣,更好的结果是希望激起您面对内心、积极成长的动力。

这本书能够和大家见面,要感谢我的父母和兄长,因为他们无条件的关爱才使得我完成了在英国的研究生学业和回到上海坚持着自己的事业。感谢多年来《新闻晨报》李佩佳女士的积极支持,感谢交大出版社的汪俪编辑提出的宝贵意见,感谢朔源教育机构的印丽珍女士的指导,感谢精神分析师前辈徐钧老师和李孟潮老师在工作学习上的无私指导,感谢我自己的精神分析师,原谅我没法写她的名字,但是,感谢她带给我的巨大改变。

最后,我要特别感谢我的妻子陈颖肖女士和我的孩子们,在这些年的工作和学习中,如果没有她的理解和支持,没有从养育孩子的过程中获得新的体验,一切都将是不可能的。

目 录

Contents

梦的解析篇

亲子关系与家庭篇

我怕继女会伤害我的新生儿

倾诉女主角：莉（化名），28岁，翻译
心理咨询师：陈天星

眼前的莉眼中流露出担心和焦虑。但是，她仍会不时露出甜蜜的微笑，那时她的整个脸庞都会笼罩在一种幸福之中。我明白她正处在矛盾的情感中，一面是担心未知的伤害，一面却是刚成为母亲后无法阻挡的喜悦。

弟弟出生后，妈妈眼里只有他

我出生在一个工人家庭，当然，要是按照我母亲的说法，本来爸爸是可以当上干部的。因为爸爸本来是单位里能力很出色的预备干部，晋升的空间很大。但是，生下我这个女儿后，妈妈却强烈而执着地想要再生一个儿子。起初他们获得了一个政策上的机会，但是，就在要生下弟弟的时候，情况又变了，于是，伴随着弟弟的出生，父亲的晋升通道也就此被关闭了。我在家好像就成了一个尴尬的人。

我大弟弟四岁。现在我都记得弟弟出生时，全家人还有很多亲戚都围着他转的样子。母亲看弟弟时，眼神是那样的温柔和满足，她甚至都忘记了我的存在，最后，还是父亲拉我过去和弟弟的小手握了握。

随着弟弟的出生，我越来越感到母亲的偏心，也是从那时起，我开始明白一个道理：在家，我凡事都要让着弟弟。本来我有很多玩具，也会不时有漂亮的新衣服

穿,可是随着爸爸晋升的停止,妈妈花钱开始节制,她的爱也越来越集中,于是,玩具和衣服就主要以弟弟为主了。为了安抚我,妈妈总是告诫我:"女孩子不要追求虚荣","做姐姐的就是要多照顾弟弟",等等。

弟弟会走路后,妈妈经常带着我和弟弟在小区玩耍。每到这种时候,妈妈会让我牵着弟弟在小区花园里走。路上,妈妈会逢人就夸弟弟的可爱和最近他又学会了什么新的本领。我看着她喜笑颜开的样子,心里真的期待她也能夸奖一下我这个女儿,但是,结局总是这个家庭只有弟弟这个王子,而我,不过是仆人罢了。

爸爸呢,因为生了弟弟失去了晋升机会而心情烦闷,就经常性地出差,时常不在家里。不过,只要他回来,总会给我和弟弟买些礼物,享受着看我和弟弟撕开包装后惊喜的快乐。我尤其喜欢爸爸抱着我,对妈妈说:"你看,我们家莉莉多漂亮,多有气质啊,以后一定是个大美人。"可妈妈总是会半开玩笑地回应:"是是是,你是有个大美人,可你也要多管管你那调皮的混世魔王了。"这时,爸爸就会说:"管,都管,一个也不能少。"

生了儿子后,我得了产后抑郁症

在后来的求学经历中,我能想起的事情不是很多。大体上就是有些叛逆,经常和母亲对着干。她让我不要虚荣,我却经常想方设法地给自己买漂亮衣服穿,反正学校里追求我的人很多,有时我就花些他们的钱。她让我照顾弟弟,我干脆就报考了一个离家乡很远的大学。

上大学后,我发现自己有"恋父情结",几任男朋友都是比我大很多岁的男人。但是,我和他们交往好像都有相似的问题,就是当他们下定决心娶我的时候,我就动摇了,最后,甚至会落荒而逃。

大学毕业后,我来了上海,凭着一口流利的外语找了一个翻译的职位,薪水蛮高的,养活自己绰绰有余。前年我终于结婚了,丈夫是个离异的商人,做进出口贸易的,经常上海纽约来回飞。他大我 12 岁,之前有一个 5 岁的女儿。我们结婚后一年就有了属于我们自己的孩子,一个男孩,现在有三个月大了。

现在我的问题是,我好像得了产后抑郁症,总是担心我老公的女儿会趁我不注意的时候,偷偷地攻击我的儿子。其实婚前,我与小女孩相处得不错,我很喜欢她,她也很喜欢我。但是,最近她不肯和我一起逛街,也不怎么和我分享她在学校里的事了。所以我就更担心了,逐渐发展到她走近我儿子身边时,我就神经质地紧张,赶快谎称"弟弟饿了",然后,把孩子抱在怀中喂奶。我心想一个小姑娘不应该有这种心眼的,但是,就是控制不住地会这么想。

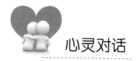

心灵对话

我:现在我要和你讨论一种叫做投射的防御方式。从精神分析角度而言,我们都会有一些潜意识的愿望和情感,而其中的一部分是我们的意识所无法接受的,是被我们的道德和理想所排斥的。那么,我们的自我就会调动各种防御方式来阻止这些不合适的愿望和不愉快的情感进入到意识中来。其中,很重要的一种防御方式就是投射,是指把自己不喜欢和难以承受的情感和想法抛给其他人,然后,认为是别人这样感受和思考的,而不是我们自己。也就是说,有时候别人对待我们的态度,是我们给别人的。

莉:你的意思好像是说,是我的拒绝,才导致继女对我的远离?这不太可能吧,我很喜欢她的,有时甚至会故意讨好她,怎么可能伤害她呢?

我:你回忆一下,童年中有什么情景也会让你产生现在的感受?

莉:这我想不出,估计也没有。

我:当你拉着弟弟在小区走时,见到母亲只夸弟弟而忽视你的时候,你有什么样的感受呢?

莉:应该有种嫉妒和愤怒的感觉吧。

我:那时的你,会不会有想攻击自己弟弟的想法和冲动?

莉:(突然沉默了一会儿)小时候我经常会做梦梦到弟弟出事了。有次我被吓醒了,哭着告诉妈妈说,我梦到弟弟被坏人给带走了。妈妈直接来了句,"闭上你的臭嘴,要带也是带你走,怎么不想些好事。"

我:嗯,梦是潜意识愿望的变形达成。那么,现在你对你继女的攻击性的猜测,会不会是你自己童年时这种无意识的嫉妒和攻击性的延续呢?

莉:仿佛有点道理。怪不得最近女儿有些远离我,可能也是她感觉到来自我的某些负面情绪和拒绝行为吧。

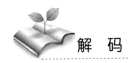 **解 码**

莉如今的问题,显然是受到了移情的困扰。所谓移情,就是我们会把童年对待重要人物的关系模式带到现实中来。具体到莉,就是她潜意识里把童年时期的母亲、她、弟弟之间的关系模式带到了现在的她自己、继女、儿子之间,从而,假想地认为继女会产生对自己儿子的嫉妒和攻击,因为,曾经的她就是这样感受的。

首先,她的镜像移情发展有问题,也就是童年时期我们每个人都需要获得母亲的认可和赞扬,就仿佛要从母亲的瞳孔(镜子)中看到一个完美的自己。但是,假如母亲的眼睛总是不去关注孩子,或者,她的眼睛无法闪现一种惊奇和赞美,这会极大地伤害到孩子的人格建立和自尊的稳定,在未来的生活中她很可能会缺乏必要的信任感、安全感和价值感。

其次,她的理想化移情发展也有问题,也就是童年时期我们的人格结构都会去寻找一些榜样,把他们的品格和世界观内化为我们自己的。一般而言,这个榜样天然的就是我们的父母,理论上称作"理想化双亲影像"。我们发现,莉的理想化双亲影像是不稳定的,一来她的母亲比较偏心,本来给予她的爱的质量就要打折扣;二来她的父亲总是出差,客观上造成内化障碍,即使父亲每次归来都会给莉一些情感补偿,但终究无法很稳固地内化进莉的人格结构中,而且,他有限的回应也主要集中在莉的外在价值(如"大美人"的夸奖),而忽视了对莉内在能力的认可。这或许也是莉的"恋父情结"的由来,她需要一些成熟的男性来赞美和接纳她,但是,她又担心时间久了,这些男人会发现她内在的贫乏,而厌倦抛弃她。就好像童年时她会认为,虽然我是美丽的,但是仍旧无法阻止我的父亲离开我。然而事实上,莉能力很强,其业绩是被公司和业界充分认可的。

支 招

如何才能让莉克服这种移情之苦呢？重点就是要让她意识到自己人格成长中的缺失，把压抑在潜意识中的情感碎片和各种冲突进行整合修通，最后，让自己的人格获得继续成长，直至成熟。

在咨询中，我作为咨询师要努力从潜意识的层面修复莉的人格缺失，让她的镜像移情和理想化移情都获得满足，这样她才能不再强制重复性地再现童年时感受到的低自尊和羞耻感。慢慢地她的内心具备了自我安抚的能力，意识到自己完全有了独立生活的能力，不依赖任何男人都可以过得很好了。这时候她也理解了自己父母的无奈和性格缺陷，仿佛他们那一代人都有些自虐的心态，不能接受自己的好，也不敢去赞美孩子，这种谦虚教育导致了他们无法满足孩子们健康自恋的需要。最后，莉尤其反思了她母亲"非要生个男孩"的非理性信念的时代局限性和悲剧性。

最后莉感慨地说："看来，成为母亲不只是要生一个孩子，也意味着要重生一个女人了。"

女高管：三岁女儿为何总是打自己

倾诉女主角：丽鸢(化名)，36 岁，外企高管

心理咨询师：陈天星

丽鸢，一位全球 500 强外企的人力资源总监，身材窈窕、面容美丽、言谈睿智，看我的眼神专注而有力。然而坐定下来后，说着说着，她突然流露出了困惑、自责的神情："我虽然掌管着公司在全球 1 000 人的职场沉浮，但是，我却无法让三岁的女儿停止伤害自己。这让我突然发现自己其实没有那么成功和强大……

女儿平时表现都很好，去年上了幼儿园后，老师也说她是班上最听话的孩子。她看上去温和宁静、懂礼貌，假如哪个小伙伴违反了纪律，她总是会去纠正。但是，让我觉得困惑的是，女儿在家如果遇到不顺心的事情就会拿自己的身体出气。比如，我们都在看电视，她突然拿起遥控器换台，我马上告诉她，不该这样不尊重别人；然后，她就开始打自己的头。

仔细回忆的话，女儿打自己的问题似乎就是由此而起的。记得一开始我批评并严厉禁止她某些不好的言谈举止时，她会打我；于是，我把她狠狠地教训了一顿。之后她倒是不敢打我了，却开始打自己。甚至有几次她在梦中都边哭边喊："都是我不好，妈妈，不要训我。'每当这时，我都很抓狂，我不知该怎么办了。难道是因为我的教育，让她伤害自己的吗？我一直以为自己和女儿的关系是温暖和谐的，怎么会变成像现在这样紧张压抑呢？

其实，我真的拼命地想去爱女儿，从来都不是发自内心地想要训斥她，只是想

让她从小养成一种良好的举止习惯,可是,在她心里,怎么就会把我理解成一个严厉恶毒的母亲呢?"

面对这样的情况,我自然地想到了儿童精神分析师温尼科特的标志性名言:"从来没有幼儿这回事——当你看到幼儿的时候,一定同时看到了照顾他的母亲。"于是,我要求丽鸢下次咨询的时候,把女儿一起带来,我希望看到她们母女之间的互动关系。

因为孩子比较小,我决定引入沙盘游戏来观察。当丽鸢的女儿小美(化名)一见到满屋的沙具时,表现得非常兴奋,立刻就要开始玩耍,甚至等不及我来告诉她怎么玩。这时,丽鸢把她拉住,告诉她需要先听我说好怎么玩再开始。我说没事,她能自发地玩也好,没有太多的规则。于是,丽鸢就放手让小美去玩了,但是,我能感觉到她的紧张,因为她的眼神不时地在关注小美。当小美把沙子拍出了沙盘时,她快速地走过去,拉着小美的手严厉地说:"不能把沙子搞出来,这样地板就被弄脏了!"可是小美显然不愿意停下游戏,她努力想要挣脱,但是丽鸢把她抓得死死的,小美突然用另一只手开始打妈妈。这时,让我吃惊的一幕发生了,丽鸢抓住小美的手告诉她:"你要是打妈妈的话,妈妈也会打你!"然后,小美继续打妈妈,丽鸢也开始打小美的手。这时,我对小美为何总是要打自己的行为有了一些线索。

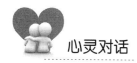

心灵对话

我: 我注意到你好像从小美开始玩沙盘起就比较紧张?

丽鸢: 嗯,我担心她会闯祸。

我: 她这么小,会闯什么祸呢?

丽鸢: 你不知道,她虽然小,但有时脾气也很大的。

我: 就像刚才她打你时那样?

丽鸢: 是啊,我感觉有时候她就像一头失控的小野兽。

我: 你是说你能体会到她身上的攻击性?

丽鸢: 对,一种攻击性,我很害怕要是不管理这种攻击性的话,以后她长大了就无法无天了。

我：哦，或许是你的母爱让你太紧张了。

（此后的一次咨询中，丽鸢表现得无精打采。）

我：今天怎么好像没精神？

丽鸢（随意地回答）：今天来得太匆忙，忘记喝酒了。

我：喝酒？你平时经常喝酒吗？

丽鸢：是的。平时压力比较大，闲暇时我喜欢放松一下，喝点红酒。

我：还有别的发泄方式吗？

丽鸢：有时会喜欢开快车，加班会多次喝类似兴奋剂的功能性饮料，也会在家泡澡……

我：有没有觉得其实你的这些爱好中，也隐藏或者说压抑了某种攻击性？而且这种攻击性指向的是你自己？

丽鸢：是吗？我以前还真没这么想过，不过现在被你这么一说，感觉确实挺有道理。

（接下来，我们的咨询由孩子的问题转向了丽鸢身上。）

丽鸢（回忆起自己身为企业高管的母亲）：小时候，我害怕母亲，她是那么成功、威严、强势，我敬畏她，崇拜她。她什么事都可以做得很完美，领导和下属对她永远满意。我感觉我们之间距离很远。我一度想做个完美的孩子，也努力向她看齐，做个令她满意的女儿。在母亲面前，我好像不知道什么叫自主性，她就是我精神的主人。她给我挑的小学、初中、好朋友。读高中时有个男孩子追我，母亲知道后带着我到人家家里，明确地告诉对方，我以后要考大学，现在不可能因为谈恋爱而放弃前程。当然，我的大学专业也是她挑的。甚至，我的老公也是她挑的。

（说到这里，丽鸢哭了。）

五岁时，我想去游乐场玩，母亲不同意，但我坚持一定要去，她也同样坚决地告诉我："你要是不跟我走，我是不会回头找你的。"于是，我赌气一个人去了，可当我走到游乐场门口转身看不到妈妈时，我是那么恐惧和绝望。我后悔自己又让妈妈失望了，觉得一切都是我的错。现在想想，那时候妈妈要是可以包容我的坚持，哪怕只是站在原地，那么，我也会飞奔回她的身边，因为，我明白至少自己的坚持不会是那么"十恶不赦"，我的坚持也不会摧毁心中最爱的人。

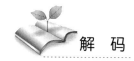

解　码

　　这里想向大家介绍亲子关系中的"容器"理论。"容器"是指母亲应该具有一种功能,当幼儿开始发泄情绪、或者说具有攻击性时,母亲可以吸收和转化这些负面的心理能量,经过过滤后把一些不那么强烈的情绪返还给幼儿。

　　当幼儿出生后,他的自主性也开始出现,幼儿不可避免地感到来自体内的强烈的情绪刺激,可是因为孩子的心理功能还比较脆弱,无法过滤和处理,就需要母亲来帮助他过滤和处理。

　　其实每个幼儿都有攻击本能,表现出来就是愤怒情绪,一旦他们的自主性得不到尊重,攻击性就会出现。而当幼儿向外表达攻击性时,其实也会害怕;但是,如果不把攻击性释放到外部,攻击性就会指向内在,也就是攻击自己,就好像小美在打妈妈被制止后,改为打自己的头。如果母亲可以承受孩子的攻击性,那么,对幼儿来说,就意味着自己的攻击性虽然强大,但还不至于毁灭母亲。或者说,母亲一次次地在幼儿的攻击性下复活,这样,幼儿就会感到其实自己的攻击性也没有那么可怕,这样,他就会开始接受现实,学会尊重自己、尊重别人,而不会总是把自己的想法和感受强加到别人身上。

　　经过几个月的咨询,丽鸢渐渐体验到"容器"的重要性。随着她对女儿攻击性的包容和转化,女儿也越来越减少了自我伤害的行为,母女关系也趋于真实和亲密。

支　招

　　作为一位母亲,假如你想生一个健康的宝宝,你就必须关注和呵护你的"子宫",让它可以提供和滋养宝宝的各种生命物质需要;假如你想培养出一个自主的孩子,那么,你就必须关注和锻造你的"心理容器",让它可以包容和转化孩子的各种情绪能量。

因为爸爸没本事，被妈妈赶出了家门

倾诉女主角：严女士（化名），护理人员

心理咨询师：陈天星

我还没有走进咨询室就听到严女士对她七岁的儿子小雄说，"过会儿注意听老师的话。"当我走进咨询室，严女士马上收起刚才还严肃的表情，露出笑容对我说："老师，你看这次小熊准备好好听了。"看着她自信满足的表情和端庄得体的姿态，再看着小熊腼腆顺从的表情和软绵绵的姿态，要不是我和他们已经做过几次咨询，否则，是很难理解这对冤家母子是如何聚到一起的。

下面是严女士的叙述。

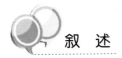 叙 述

我的父亲是上海人，年轻的时候插队到了云南，当时，可能是考虑到没有希望回城吧，就和我母亲，当地的一个女性结婚了。他们一共生了三个孩子，我是老二，上面有一个姐姐，下面有一个弟弟。我母亲是个很传统的人，主要表现就是重男轻女，我甚至认为她生下我们姐妹两个就是为了给弟弟服务的，因为，弟弟出生前，我几乎感受不到什么母爱，母亲总是在失望叹气，直到她生下弟弟后，我才能感受到她对我的关注，但是，这关注让我和姐姐都很害怕，那就是她要求我们牺牲

自己来照顾弟弟。或许，也正是因为从小就要当母亲的助手吧，我和姐姐一直都很独立。我父亲呢，眼看着一起来插队的知青陆陆续续都回上海了，他自己因为结婚了，回去了很难解决我们的住房和户口问题，就经常一个人喝闷酒，不过，也只有喝醉酒后，他才会给我们讲一些他在上海的生活，告诉我们外面的世界有多精彩，他多么希望自己有力量可以帮助我们生活在上海。

后来，因为一个政策问题的解决，我们一家五口都到了上海，但是，只给我弟弟解决了户口问题。于是，我和姐姐要是不想回云南就只有靠自己的能力留在上海了。当时姐姐 18 岁，我 16 岁，姐姐和她的一个朋友开始做生意，后来，借一个劳务输出的机会去了新加坡。而我读了一些社会文凭，想办法进了一个医院当起了护士。虽然，我文凭差，底子不够好，但是，我很勤奋和用心，再加上我长得也不错，于是，25 岁那年我成功地让一位我的病人，也就是我的前夫，喜欢上了我，当然，当时我也很喜欢他的。他当时在银行部门工作，工资是我的好几倍，人也帅气，即使现在想想，我也可能会喜欢他。婚后一切都很美好，我们的儿子小雄也快乐地降生了。但是，三年后，我的生活出现了很大的转变。我的前任领导被猎头公司挖到了一个国际保健中心，她看中了我对待工作的认真态度和上进心，就说服我也加入了。没想到，从此，我的事业之门被打开了。薪资水平很快就超越了我的前夫，而到这时我也越来越发现他的问题，就是懒惰、不思进取和缺乏冒险的魄力。每当我劝他也去考个职称，或者，跳槽去大胆地试试的时候，他都会以各种理由来搪塞和拖延。说实话要不是为了儿子，我早就和他离婚了。我一次又一次地给他创造机会，但是，他却一次又一次地拒绝了，也让我不得不明白了一个道理，那就是，这是个无能的、容易满足的男人。甚至，无能到什么地步呢？就是两个月前我们离婚了，他都不敢和我争夺儿子的抚养权。

现在，面对过去那个不成熟的男人，我是解脱了，但是，面对现在这个不成熟的男孩，我算是绝望了。

离婚的这两个月，班主任已经找了我两次了，第一次是不交作业，老师问为什么的时候，他竟然当着全班同学的面，冲动地把作业本给撕了，然后，大哭起来。老师也有些担心，感觉他最近性格越来越脆弱了，希望我可以和他多沟通沟通，看看有什么心事没有？可事实是我每天工作结束都要陪他做作业到很晚，只是我发现小熊的依赖感变强了,离了我就做不了作业了。

第二次是一篇作文里面要写我的爸爸,他竟然写我的爸爸没有本事,被妈妈赶出了家,我很希望妈妈可以原谅爸爸,这样,我就不会没有爸爸了。老师觉得我作为家长不应该给孩子留下这样"势利"的价值观,希望我可以正确引导。这点也让我担心,会不会因为自己的强势,而导致孩子对女性形成某种偏见。

所以,我来咨询主要是为了了解如何才能孩子更加独立自信,同时,也想了解自己如何胜任一个单亲妈妈。

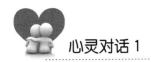

心灵对话 1

严:我感觉我的离婚,给孩子造成了内心的不安全感。

我:你认为孩子性格变得脆弱是内心缺乏安全感造成的?

严:是的,这么多年我努力想在孩子的心中维持一个父亲的形象,甚至,在我和他父亲吵架的时候,无论当时我内心多么挣扎,我都有一个底线,就是一定要等孩子睡了以后。

我:你努力在孩子心中创造一个称职的父亲的形象?

严:但是我失败了,有一次他跪在我面前要求我不要离婚的时候,我忍不住当着孩子的面,骂他无能,不是男人。

我:你感到绝望。

严(眼中闪着泪光):是的。我想我作为一个女人都能容忍你差我这么多,你就一点点男人的样子都拿不出来,怎么着也要在孩子面前留点脸面吧。

我:嗯,他确实是没有尽到一个父亲的责任。

严:所以,我累了,与其塑造两个男人,不如专心塑造一个了。

我:噢,你期待儿子成长为你心目中的男人。

严:是的,有时看到他越来越脆弱,越来越像他爸,我很着急。

我:当你看到他和你期待的不同时,你就感到焦虑和紧张?

严:是的,所以,我会不断地提醒他,教育他,生怕他学歪了,走偏了。

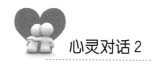

心灵对话2

我：你和妈妈在一起，什么感觉啊？

小熊(腼腆地笑)：都好啊。

我：那你希望妈妈做些什么改变呢？

小熊：嗯，就是放松些，不要老是担心这担心那的。

严(笑着对小熊说)：噢，那妈妈以后就少些担心了。

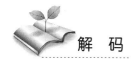

解　码

严女士提到的安全感确实是一个分析的切入点。根据传统的精神分析理论，小熊的人格脆弱和缺乏男子气概，很有可能是由于人格中缺乏父性榜样所导致的。那么，咨询方向就会集中到小熊的人格，探讨父亲形象在他人格结构中的意义和功能。

但是，根据当代的精神分析主体间性理论，并不会认为小熊的缺乏男子气概和胜任感就一定是父亲造成的，是历史造成的，就是注定的。而会认为小熊的表现就是由于他和他母亲之间的"当下关系"造成的。我们可以把小熊和他的母亲看成一个心理系统，就仿佛在严女士和小熊之间存在一个心理能量"场"，这个场的变化会同时影响并塑造两个人的主体感。那么，咨询的方向就会集中到严女士和小熊的关系上面。具体而言，考虑到严女士的成长背景，她的经验组织原则(核心信念)很可能是这样的："我必须变得独立，变得有价值，在这个世界上没有人可以依靠。"(这可能也是她的姐姐选择出国，她选择依靠事业而不是平衡事业和家庭来实现人生的动机。)

那么，当她和小熊在一起的时候，她就会无意识地想把小熊的心理世界整合到她的心理世界来，也就是无意识地想去把小熊塑造成为一个尽快独立、尽快坚强的男孩。于是,她会借助一切机会来教育小熊。但是,对于小熊来说,相比母亲穷困的童年,他有一个爱她的母亲,或许也有一个爱他的父亲(我们不能只从严女士的叙述中,判断出父亲在小熊心中的地位和给他的感受),他本身自然体会不到现实的紧迫感和独立的必要性,那么,当母亲老在身边给他灌输独立和责任感的意义时,我们可以想象小熊会有一种紧张的感觉,紧接着他又会给这种紧张的感觉一个意义:"妈妈为什么老是要提醒我,教育我? 一定是我不好,我不完美。"他甚至会担心:"自己要是不完美,会不会被母亲抛弃,就像母亲抛弃父亲那样。"打个比方,就好像小熊正在看动画片,感到很开心,也在不知不觉地学习新东西。但是,母亲一定要切换到教育频道,告诉他生存多么艰难,他应该多么珍惜现在的好时光多学习才对。这样做的结果,只是母亲通过行动缓解了她的焦虑,但是,把自己的不安全感传递给了小熊。

支 招

所以,只要严女士能体会到自己以及小熊成长的节奏和主题,不要习惯性地用自己的节奏和主题去干涉小熊的,那么,他们就能弹奏出一曲动人的合奏,彼此都是主角,而不是像现在这样,她在努力完成自己的交响乐,而小熊只是她的背景音乐,是配角。

另外,针对像严女士这样控制性比较强的一类母亲,中国本土的佛教智慧中也发展出一种"慈悲喜舍"的思路来给予她们反思。主要是说,作为母亲要学会在"慈悲喜舍"这四种感情中轮动,比如说,当你看到你的孩子很弱小,需要帮助时,你就会有慈悲心浮现;当你看到你的小孩生病了,很可怜,那么就会有悲悯心浮现;但是,同时你也要看到孩子都会长大,都会有自己的愿望和主动性,这时候就要学会升起欢喜祝福之心;最后,我们都不可避免地会面对孩子独立离家或者建立新家的分离过程,这时候就要学会升起"平等舍心"。所以,在咨询中,我尝试着教会严女士不断在这四种心态中寻找自己的感觉,而不是每次亲子互动中只会浮现出慈心和悲心,这样也会束缚孩子的独立发展的需要。

离婚后,10岁儿子成了"问题少年"

倾诉男主角：壮壮爸爸(化名),40岁,民企高管

心理咨询师：陈天星

壮壮今年读小学四年级了,看上去是个健康活泼的男孩,但是,他的父亲却无奈地对我说:"你看我该怎么办啊? 对这孩子,我实在是没招了。"

下面是壮壮爸爸的叙述。

抵挡不住诱惑,我离婚了

我是学化工的,博士毕业后,进入一家民营公司专心搞研发,帮助公司五年就实现了在美国上市。当初,老板为了招揽我,曾给了我不少原始股,这一上市,我就拥有了上千万美元。然而,令我没想到的是,随着金钱和社会地位的改变,我虽然得到了不少,却也失去了不少,其中付出的最大代价就是我这个儿子。

当初,因为我成了股东之一,参与了几次股东之间的活动,结果,有个股东的女儿喜欢上了我。她想办法接近我,而我也被年轻美丽的她诱惑了,两人慢慢发展出了感情。

前妻是我的大学同学,我们俩都是学理科的,感情一向不温不火。但是,我们有一个7岁的儿子,她也一直在背后默默支持我的工作,所以我感觉这样的家庭还是很不错的,并没想过离婚。

无奈,女朋友很强势,不断催促着我离婚,也给了我很多许诺,比如会把我的儿子当做她自己的孩子,这辈子都会好好地爱我们父子。终于,我抵挡不住她的攻势,花了一年多的时间和前妻离婚了。至今,我对前妻依然感到很愧疚。

当然,现在的妻子对我和儿子确实不错。但是,让我真正悔恨的是,我没有料到离婚会对儿子的教育造成如此大的影响。

同学告状,他欲动手打人

离婚时,壮壮8岁,读小学二年级。对于我与前妻要分开的事实,他整整哭了半年,每到晚上就喊着要妈妈。我实在没办法,只能把老家的父母接来照顾儿子。两位老人认为,是我的离婚导致了壮壮的脆弱和反常,所以对他心怀愧疚,觉得要用更多的爱来补偿他,所以恨不得什么都依着他,无论壮壮怎么无理取闹、撒泼打滚都顺着他。

我现在的妻子呢,虽然也会和壮壮交流,但是,壮壮好像很有心计似的,经常捉弄她。比如,先对妻子说周末想要去游泳,妻子赶紧迎合他,认为这是沟通感情的好机会。结果到了周末,壮壮又偷偷给他妈妈打电话,说要去游乐场,于是,他妈妈会来接他,游泳自然去不成了。这样几次之后,妻子也就不愿意对壮壮过多投入感情了。而我因为企业在迅速壮大中,实在无暇多管,也就睁一只眼、闭一只眼地接受了我父母和妻子这样的教育方式。

如今两年过去了,壮壮的现状终于到了我不得不面对的时候了。上个月,我正在公司开会,突然接到壮壮班主任的电话,让我无论如何要到学校去一次。

我急忙中断会议赶到学校,老师向我反映了壮壮的许多问题。原来,壮壮一段时间以来一直都在课前抄一个男同学的数学作业,而这个男孩这次告诉老师,说自己忍无可忍了,哪怕被壮壮欺负,也不再给他抄作业了。壮壮听后竟然当着老师的面,要去打这位同学。面对这种情况,老师感到很吃惊,感觉壮壮的性格太有攻击性了。

听了老师的话,我感觉很突然,有种措手不及的感觉,但还是心存侥幸,觉得儿子再怎么样,也不会像她说的那样没有教养吧?于是,我给老师下了些保证后,就接儿子回家了。

儿子对爷爷喊"你去死"

本想轻描淡写地把这件事放过去,结果,当晚更令我吃惊的事情出现了。

我和妻子当时正在客厅看电视,我爸在里屋指导壮壮做作业。突然,我听到扔东西的声音,紧接着,听到我爸对壮壮说:"你年纪这么小就不用功,以后可怎么办?"然后,壮壮喊道:"你去死,我不要你管。"我爸继续说:"壮壮听话,现在不用功,以后要后悔的。"壮壮竟然说:"你吓谁呢?! 我爸爸有的是钱,我想干嘛就干嘛,学习有个屁用!"

听到这里,我的下巴都快掉下来了,吃惊地望着妻子,结果她说:"你儿子经常这样骂他爷爷的,我们谁也管不了。"

我当即冲进去就要揍壮壮,结果我爸生气地把我拦了下来,说:"你现在充英雄了? 前几年干嘛去了?"我知道,他又在埋怨我离婚的事情了。唉,当时我是又气又恨啊,气的是,自己的儿子怎么成了现在这个样子;恨的是,自己怎么就这样无能呢?

于是,我决心自己来接手壮壮的教育:他成绩差,我就联系了最好的家教老师给他做补习;他攻击性强,我就让妻子利用周末带他去打少儿高尔夫球,发泄精力,提高修养。

然而三个月下来,我钱花了不少,但是好像一点效果也没有。我在的时候,壮壮什么都很好;我一不在,他马上就变回原来的样子了。可我又实在没有时间老是陪着他,面对这样的孩子,我到底该怎么教育他啊?

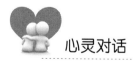 **心灵对话**

壮壮父亲:唉,这几年真的不该让我父母来管壮壮,什么都溺爱,现在真是后悔都来不及。

我：你认为壮壮现在成绩相对落后,脾气比较暴躁,行为上喜欢骗人,都是因为他爷爷奶奶的溺爱。而这一点,让你对他爷爷奶奶感到很生气。

壮壮父亲：唉,我明白,你是说我自己也要承担责任。可我这不是花了不少时间和金钱在他身上了吗?怎么就一点效果都没有呢?

我：你认为一旦自己意识到了问题,壮壮就会快速地好起来。可现在的情况似乎是,你投入了一些金钱和时间,但壮壮的情况好像并没有大的转变,这让你开始怀疑自己的付出是没效果的,怀疑壮壮就是一个天生教不好的孩子?

壮壮父亲：唉,有时我真这么想,感觉自己特别失败,怎么就养出这样一个无可救药的孩子来。

我：可能壮壮更需要的是父爱吧,而这些东西是金钱换不来的。而你投入的时间,现在还只有数量,没有体现出质量来。

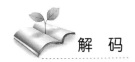 **解　码**

按照心理咨询中的图示疗法,每个儿童都有五种核心的情感需求,分别是:① 对他人的安全依恋(包括安全、稳定、养育和接纳);② 自主性、能力和认同感;③ 表达正当需要和情感的自由;④ 自发性和游戏;⑤ 现实限制和自我控制。

显然,壮壮在第一种和最后一种核心情感上存在着不满足。就安全依恋的需求而言,父母离婚的事实,很可能破坏了壮壮对他人的安全依恋,从而,感到内部的不安全,没有归属感,很容易产生不信任的核心信念。因此,他也会预期别人会伤害、虐待、羞辱、欺骗、操纵或者利用自己。当他把这种信念投射出去后,就会认为危险是来自别人的,而不是来自自己内心,于是,他会有极强的攻击性来保护自己。

这点的修复,需要壮壮父亲和自己的前妻坐下来,就他们离婚给壮壮造成的内心不安全感进行讨论,然后,以确保壮壮的身心健康为目标,达成一些妥协的方案。比如,父母双方都要在孩子面前赞美对方、宽恕对方、感恩对方,从而减少壮壮内心的分裂,否则,他必须面对爱一个亲人就是对另一个亲人背叛的矛盾情感。

就"现实限制和自我控制"的情感需求而言,我们每个人都需要一种心理内部限制,如果这种内部限制不足,那么就会缺乏对他人的责任,难以实现长期目标,进而在尊重他人权利、与人合作、遵守承诺、设定和实现现实的个人目标方面存在困难。这种情况,一般都是由于儿童的家庭是纵容的、溺爱的、缺乏引导的,或者总是充满优越感、缺乏约束以及对于责任、合作和目标制定等方面的限制。往往这样家庭中的儿童,都没有获得忍受正常水平的不适感的机会,没有得到足够的监督、指示和引导。

这种对现实限制和自我控制的情感的不满足,必须回到壮壮的家庭系统中找原因。在壮壮三到六岁最需要去认同父亲的时候,父亲却在忙事业;在壮壮内心开始处理父母分离的现实时,父亲把爷爷奶奶给推了出来;在壮壮被老师发现有些品行问题的时候,父亲又开始思考如何用金钱来弥补。可以看出,壮壮的成长旅程中父亲的参与都是表面和肤浅的,于是,壮壮父亲身上的理性、自制力、追求卓越等优秀品质都没有办法播种到壮壮的心田中去。

如今,如果壮壮的父亲还是认为金钱可以代替爱的付出,那么可以预言,壮壮的内心会变得越来越空虚,而他会用一种有钱就可以为所欲为的优越感来防御不安全感。长此以往,如果得不到充满爱心和强有力的父亲的指引,壮壮就会迷失在物质的世界,顺利的时候攻击他人,强烈挫败的时候攻击自己。

 支 招

通过我和壮壮父亲、母亲和壮壮的家庭咨询,围绕着"一切以孩子的利益为出发点"的共识,他们共同制定了新的抚养计划,很细致地规定了,每年由谁来带壮壮旅游,谁来负责培养壮壮的某种性格品质,比如,母亲会负责壮壮的欢乐方面,带着他去欢乐谷、恐龙乐园等地方,而父亲负责壮壮的坚韧方面,带着他去爬山,去练跆拳道,他们甚至量化了陪壮壮的时间。当然,我也担心他们这是走形式,但是,他们坚持了下来,而且,最重要的是壮壮获得了和父母在一起的时间,他的人格又可以在安全的氛围下成长了。

儿子考上名校，却死活不肯寄宿

倾诉女主角：静(化名)，39 岁，职员

心理咨询师：陈天星

静看上去相当的知性而有魅力。但是，她优雅的身姿和冷静的眼神后，分明有着一种克制和压抑。是什么让她烦恼呢？下面是静的讲述。

丈夫突然去世，我大受打击

我原本生活得很幸福。出生于上海这个充满魅力的城市，父母都是高级工程师，我从小在欣赏和爱的包围下长大，成绩优异，顺利地从名牌大学毕业，成为一名专业技术人才，最后，进入大型国企。在朋友的婚礼上，我认识了丈夫。他各方面都很优秀，是我喜欢的类型，而且，他也相当爱我。一年后，我们有了一个宝贝儿子——小鸣(化名)。那时的一切都是那么顺利和快乐，在幸福之中，你会感到时间过得是那么快。

然而，命运是无常的，只有它来临的时候，你才会知道。在小鸣四岁的时候，丈夫因为脑溢血突然去世了。事先一点征兆都没有，一点余地都没有，他就这样悄然无息地走了。他是在办公室里倒下的，我和他的最后一面是在医院的太平间。

接下来的一年，我不知道自己是怎么度过的。我恨这个世界，恨它的不公平。

起先，我必须有人在我身边不停地和我说话才行，否则，我就会不由自主地想到丈夫，想到他对我的好，想到他对儿子的好，想到如果这一切都不是真的该有多好啊！我很绝望，想到死亡。可后来看到儿子，我又告诉自己，不能这么自私，我还是一个母亲，我得抚养儿子长大。

因为儿子还小，我并没有告诉他真相，每当儿子问我"爸爸去哪里了"，我就告诉儿子"爸爸到国外出差去了"，但是，自己却又忍不住抱着他放声痛哭……

为了儿子，我学会坚强

或许，活着就是这样，多么难，也要活，一年也就这样过去了，我也从哀伤中缓慢地恢复了过来。我告诉自己，不能再这样下去了，我还有儿子，我还有责任，我还有人生。于是，我尝试着让自己表现得正常些，出去见见朋友，也开始重返职场，甚至有人开始给我介绍男朋友。我也曾去见过一些，可一直没有遇到合适的，不是人家嫌我带着一个"拖油瓶"，就是我嫌弃别人条件太一般了。毕竟，丈夫是那样优秀啊，我实在是受不了这个心理落差。

就这样，我的生活慢慢地恢复了平静，虽然一切都蒙上了灰色。当然，不论生活有什么变化，我的核心依然是儿子。起先我担心他，不论自己在干什么都要看到他。我亲自接送他上下学，喂他吃饭，帮他穿衣，陪他学习游戏……

渐渐地，我有些吃不消了，只好委托我的父母来帮助。有时，爷爷奶奶也会来帮忙，只是不能介入太多，因为他们经受不住晚年丧子的悲痛，身体都不是很好，我不敢让他们过于劳累。

儿子半夜逃学，不肯住校

几年过去了，开始有异性走入我的生活，其中一位还相当不错，已经做了我两年的稳定朋友，也很关心照顾我。他一直希望可以和我结婚，但是我却因为顾及儿子的感受而顾虑重重。说来人真是很矛盾的，一方面我清楚地知道时代不同了，现在再婚是很普遍的；可另一方面，我又总是拿儿子来做挡箭牌，告诉自己和男朋友,等儿子再大一些吧,等他小学毕业了吧。

终于,儿子小学毕业了。可就在我打算考虑再婚的时候,一件意料之外的事情却发生了。

我家住在浦东,儿子考上的初中在浦西,而且是寄宿制的,只有周末可以回来。这个初中是非常有名的学校,儿子能考上,我是很开心的。可没想到他一开始军训,问题就出现了。有一天晚上儿子竟然偷偷跑了出来,打车、坐地铁回到了家。他这个举动,害得学校和我一通紧张。我原以为他是因为从小没有离开过家人,安慰安慰就好了,没想到他竟然拒绝去学校了,说每到晚上就害怕,一定要和我在一起才安心;还说他宁可放弃这个学校,哪怕选择一个普通的,只要不住校就好。

我听了很气愤,感觉孩子怎么这么不争气,但是,一想到他的父亲,我又心软了,也就由着他,准许他暂时先走读一阵子,每天我都跑到浦西接他回家。可是,学校下了最后通牒,三个月内要是儿子还是不肯住校,那么,就只好让他办理转学了。我很想狠狠心不管他了,可看着他童稚未脱、万般依恋我的样子,我又狠不下心来。我该怎么办?

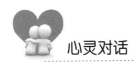 **心灵对话**

我:孩子白天在学校的情况怎么样?

静:听老师说,他白天在学校一切正常,适应得蛮好的,可就是晚上不肯住校。

我:他说过为什么不肯住学校吗?

静:他说一到晚上就感到很焦虑恐惧,没有我在身边睡不着。

我:难道直到现在你都和他一起同床睡?

静:嗯,他从小就同我睡惯了。再说自从他父亲走后,我就更怕他孤独了。我也考虑过这可能是个问题,尝试让他独自睡小床,但是,每次他都大哭大叫的,只好作罢了。

我:你和男友的关系,向他表示清楚了吗?

静：有过几次暗示，意思是他上学后，妈妈一个人住会感到孤独和害怕，可能会叫叔叔来陪。他也表示过可以，可现在他压根不许男友来我家，还说晚上他来保护我就好，永远不需要叔叔来陪。我真是感到又好气又好笑。

我：现在你最迫切的咨询目标是什么？

静：现实地讲，我当然最希望儿子可以迅速地适应住校生活，毕竟，这对我们都是最好的选择。但是，我又怕这么短的时间内，如果强制将他与我分离，会给他留下什么心理创伤。毕竟，这么多年我都是很宠着他的，从没有让他伤心过。

我：嗯，这确实是让人很纠结的一个问题。不过，如果我们可以按照"没有诱惑的深情，没有敌意的坚决"的沟通标准来对待和孩子的亲密关系，相信会把这个问题很好地解决掉。

静："没有诱惑的深情，没有敌意的坚决"，嗯，这句话我喜欢，没有诱惑的深情我肯定可以做到；但是，一定程度的坚决，我好像确实没有做到。

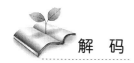

解　码

表面上看，小鸣出现了比较严重的分离焦虑。但是，从精神分析的角度来看，深层的原因是，在精神上他和母亲的"分离—个体化"没有完成，依旧有"共生"的部分。从象征的意义而言，静继续和儿子睡在一起的现象，就好像静不愿意儿子在精神上"断奶"一样。

首先，静在丧失配偶时，经历了处理哀伤的四个过程：麻木、渴望和愤怒、瓦解和绝望、重组。其中，所谓重组，就是说在潜意识层面静需要把有关亡夫的经验重新整理，完成哀悼的过程，也就是在情感上接受丈夫死亡的事实，撤回对亡夫情感能量的投注。这样，她才能重返正常社会，开始新的感情生活。

但现实是，静在长达七八年的时间里选择了单身，而且，把儿子作为了自己继续生活的意义。那么，她很可能潜意识地把指向亡夫的情感能量投注到了儿子身上，这样就等于她加倍地需要儿子，既包括了母亲对儿子正常的爱，也包括了类似妻子对丈夫的依赖。

其次,静的这种指向丈夫的情感能量也会在儿子的潜意识中造成一种错觉,那就是,他可以代替爸爸去爱和保护妈妈。这也是现实中,小鸣要连夜逃学回家的原因,他未必是担心自己无法适应,而是担心母亲一个人在家会孤独和无助。

最后,按照"恋母情结"的预设,小鸣在三岁到六岁时,在"父、母、儿子"的三角关系中,父亲原本应该作为一个理性的形象帮助儿子脱离母亲的情感束缚,获得精神上的独立。但因为小鸣幼年丧父,而且,母亲也没有为家庭系统引入另外一个男性,那么,在小鸣的潜意识层面就很难平衡理性和感性的需求。表现在现实中,就是理性层面上他花了很大工夫考上了人人羡慕的学校,但感性层面他却因为对母亲的依恋,就简单冲动地想要放弃这份得来不易的成功。

 ## 支 招

建议静撤回对儿子过多的情感投注,也就是在情感上接受丈夫死去的事实。她可以通过仪式来完成这一过程。比如,带着儿子去给亡夫扫墓,告诉儿子他的父亲一定会为他今天的成绩而感到骄傲;同时,告诉儿子他父亲的坚强和理性,赋予儿子更多追求人生意义的精神品质,而不至于过多地把人生消耗在情感纠缠中。

静也可以召集家族成员,在集会的过程中淡化母子分离的焦虑情感,而强化母亲为儿子的理性成长感到骄傲和肯定,以一种"成人仪式"的精神象征来促使小鸣走出家庭,走向学校,走向社会。

最后,所谓"没有敌意的坚决"就是要给小鸣一种精神规则、一种理性认识,通过合适的挫折来让他体验到妈妈是妈妈,他是他,这样,他才能完成"分离—个体化"的过程,在精神上独立。

具体做法,就是静要坚定地告诉小鸣,他必须去上学,妈妈有妈妈的生活,妈妈可以处理妈妈的问题,不需要他过度担心。在这个过程中,小鸣可能会感到痛苦和强烈的挫折感,但是,只有把这些挫折看做是合适的挫折,才能让小鸣继续成长,也就是说,"断奶"是痛苦的,但是,和继续成长比起来,它终究只是一个必需的挫折而已。

初中男孩给自己戴上"怪物"面具

倾诉女主角：小冥妈妈（化名），40 岁，会计
心理咨询师：陈天星

小冥母子一走进咨询室，小冥妈妈就焦急地拿出一个塑料文件夹给我，我接过的瞬间，留意到小冥做出了很夸张的皱眉和龇牙的表情，我当时奇怪地想，这孩子的表情怎么那么与众不同。

打开那个文件夹后，我不免有些吃惊，一幅幅表达黑暗和杀戮的漫画出现在我眼前：一个名叫地狱男孩的男子，出生在一个暴雨的夜晚。在历经了各种魔鬼和女妖的折磨和诱惑后，他开始报复，一席黑色的风衣，一个狰狞的面具，一把巨大的铁锤，行走在天、地、人三界之中，展现着自己黑暗的力量。画面制作得非常精良，构图和渲染都很像香港的武侠动漫，但是内容的血腥和暴力程度却让我咋舌不已。

下面是小冥妈妈的讲述。

儿时是个喜欢画画的孩子

小冥今年 13 岁，现在在读初一。我们家与别的家庭其实没太大差别，他爸爸是一名机关干部，虽然工作比较忙，但平时只要有空还是挺关心小冥的。我是一名银行会计，工作比较稳定，因此从小冥出生起，我几乎就把自己全部的注意力都

放到了他的身上。

小冥从小就非常有绘画天赋,8岁左右他就会把逛完豫园看到的龙灯完整地画下来,而且,其中的龙鳞一片一片,龙的四个爪子也惟妙惟肖。但是,我们都觉得画画毕竟是兴趣爱好,不能靠这个安身立命,还是应该好好学习,以后考个正规的大学。所以,我们除了偶尔夸奖一下他画得还不错以外,更多的是提醒他好好学习,注意不要因为画画影响成绩。

一拳把同学的门牙打掉了

半年前,也就是小冥上了初中不久,有一天我接到老师一个电话,让我尽快去学校一趟。当时我挺着急的,不知道小冥在学校里发生了什么。到了学校,老师告诉我,小冥的同桌、一个女孩,发现他老是在上课的时候偷偷画些什么,于是趁小冥不注意,打开了他的书包,然后,就看到了很多特别恐怖和黑色的漫画,充满了复仇、杀戮,其中有几幅甚至是一个穿着暴露的性感女妖被地狱男孩吊起来打的场景。同桌的女同学感到非常害怕,就告诉了班主任老师。班主任看了以后,也被其中的内容给震惊了,这才打电话给我。

说实话,我第一次见到这些绘画也有些吃惊,因为我一直以为儿子画画就是画画,从来没有太留意他画的内容,没想到现在发展到这么可怕的内容。究竟是什么时候这样的黑暗思想充斥了小冥的心灵?我真的十分不解。联想到小冥本人最近也开始喜欢穿黑色的风衣,留着比较长的头发,也有意无意地喜欢用低沉的语调说话,我觉得问题十分严重。当天回到家,我和丈夫商量后决定,从此,再也不允许小冥画画,也不允许小冥在网上乱看各类电影动漫了。

这件事后,小冥也隐隐约约有些羞耻感,毕竟,老师说他有不良倾向,女同桌开始用恐惧的眼神看他,其余同学也都有意无意地避开他,就当他真是一个"地狱男孩"。所以,他消停了一阵。

可正当我们都感到风平浪静的时候,小冥突然又有了惊人之举。那是一个课间的时候,小冥从教室外回来,发现自己座位上有个男生在和他的女同桌聊天。小冥不高兴了,让这个男生离开,男生开玩笑地说:"就坐下你位子了,至于吗?难道你吃醋了?"小冥就说:是的,他是吃醋了。然后,两人打起来了,小冥竟然一拳把人家的一颗门牙给打掉了……

之后事情闹大了,学校方面对小冥提出了警告处分,男同学家长方面要求赔偿,女同桌的家长也要求换座位……我真的怎么也想不通,辛辛苦苦培养的儿子怎么就会成了问题少年呢?

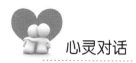

心灵对话

小冥妈妈:你看他一天到晚就画这么些可怕的东西。

我:喔,姑且不论内容,画得其实还真不错啊,第一眼看上去冲击力很强,一般人还真画不出来这样的效果。您儿子绘画一定很有天赋吧?

小冥妈妈:你说他有天赋吧,还真可能有。他小时候出去玩,事后都能把一些奇形怪状的东西给完整地画下来。可是,他现在尽画这些恐怖变态的内容,什么鬼啊、面具啊、地狱之类的,太可怕了。

我:嗯,这您就有所不知了,可怕是可怕些,但是价值也是很大的。国际上专门有个绘画的流派,就是强调黑暗世界的,也有不少动漫产业是围绕这个黑色主题的。

小冥妈妈(苦笑):你这是在安慰我吧。他这样发展下去,不成问题少年才怪呢?现在在学校,老师、同学都对他避而远之,认为他是个"怪物"。

我:他们这样认为,也是可以理解的,毕竟,这画与众不同。可是你想想,这么多的恐怖片、鬼片、侦探片不都是人导演出来的吗?也没见哪个导演或者编剧就真的去犯罪了。想法是想法,现实是现实。艺术是以特殊的形式表达想法,但未必意味着想法会变成现实。

小冥妈妈:咦,你说得好像也有道理。

小冥(有些兴奋):陈老师,你的意思是我画得还不错了?

我:岂止是不错,简直是太好了。至少,我是被震撼到了。你看这个地狱男孩愤怒的气势就被你表达得淋漓尽致,我想你肯定是有绘画天赋的,应该好好开发,千万不要浪费了。

　　小冥：我也想好好画下去，可惜，画这种画不能当饭吃，终究还是学习好才行的。

　　我：谁告诉你画这种画不能当饭吃的，国际上就有专门靠画黑色漫画成名的，而且，赚得丝毫不少啊。

　　小冥：你是说我也可以成为一个有名的动漫画家了？

　　我：呵呵，当然了，只要你努力去面对和接受自己的天赋。放心，怪物表达的也是我们人性中的一面而已，比如，暴力、冷漠。但事实是怪物也有柔情、宽容的一面，比如《美女与野兽》中的怪物。所以，以后随着你对人生和人性了解得越多，对怪物的接受度也就会越大。

　　小冥：是啊，其实我的画也是学《地狱男爵》、《暗黑世界》这些动漫片啊，为什么他们都能被画出来、被大家接受，而我就成怪物了呢？

　　我：我想你从今天起不用称自己为怪物，而是怪才了。

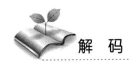 **解　码**

　　小冥身上确实传递着很强的攻击性，包括他故意用冷冷的眼神看我，肆无忌惮地把脚放到咨询室的茶几上，当然，他更多的是通过恐怖的画来投射他内心的攻击性。不过，按照科胡特的自恋人格理论，我们人类是不必然具备攻击性的。愤怒更多的可能是因为我们的自恋人格结构受创后，人格崩溃时所释放的副产品，也就是"自恋解体后的暴怒"。那么，我就会更多地从小冥表达攻击性前发生了什么的角度去入手，也就是说，我要设法找到是什么充当了"扳机点"，击溃了小冥的自恋，从而，让他释放出暴怒。经过咨询，很快就可以发现，小冥每次释放暴力的时候，都是他被别人嘲笑的时候。

　　经过半年多的心理咨询，现在小冥已经可以很好地适应自己的初中生活了。他意识到之前只是自己选择了一副"怪物"的面具给自己戴上了，动机就是想吸引别人的注意，尤其是吸引一些女孩子的注意。而当他意识到自己完全可以单纯地靠绘画天赋吸引别人的关注时,他就放弃了"怪物"的人格面具,而坦然地戴上了"怪才"的人格面具。现在的他自信自强地学习生活着,并且想要考上重点高中,因为他发现只要考上重点高中,他就有可能被一些有名的艺术学校录取。

 支 招

总结我对小冥的咨询过程,主要是运用了自体心理学和人本治疗的技术:

(1) 做到真诚,内外一致。也就是说,我本人是很欣赏小冥的绘画天赋的,认为他的创意和坚持是某种艺术的追求,虽然有些东西比较黑暗,但是,那也是人性的一部分。

(2) 共情。放下自己的经验和觉察现实的方式,而尝试着站在小冥的角度去经验和感知这个世界,并做出回应。当尽可能地站到一个 13 岁少年的角度去看待世界的时候,他的冲动、幻想、情感,就变得可以理解了。这样做的结果就是获得了小冥的信任,也促进了他人格的发展。

(3) 无条件的积极关注。重视小冥的人性,即使有些黑暗面,但是这种黑暗幻想的释放不会影响对他的评价,始终如一地对他报以接纳和持久的温暖。

良性亲子沟通：我好，你好

最近，看到很多青少年离家出走的新闻，咨询师也经常会遇到无奈的父母带着孩子来求助，希望咨询师可以帮助他们解决沟通困难的问题。也就是说很多家长表示自己现在根本无法和孩子沟通，也不知道他们在想什么，想干什么，又很担心孩子会有什么冲动的行为。咨询师结合咨询经验，从 TA 沟通分析理论总结了一些沟通技巧，希望可以帮助家长重新审视自己和孩子的沟通方式。

翔，14 岁，初二男生，本来学习挺用功的，但是，最近成绩下滑得厉害，而且，和母亲的冲突也开始加大。母亲认为是翔最近开始喜欢打扮自己，而花费了大量的时间和精力。而翔认为成绩下滑和他打扮自己一点关系也没有。后来，一天早晨，翔又在挑选衣服的时候，母亲愤怒了，打了他，而翔握紧了拳头，但是忍住了。随后，翔离家出走了两天。回来后，母亲带着他来做心理咨询。

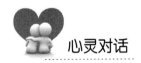 心灵对话

母亲： 你还是个学生，就应该好好学习，把自己打扮得稀奇古怪有什么用？成绩下滑得厉害，也不知道赶紧收心。

翔： 我成绩下滑和打扮没有关系。

母亲： 那你说是什么原因？

翔： 不是和你说过了吗？班级里有个比较屌的男孩老是欺负我，只有我穿得

有个性了他才会不来惹我。

母亲：我就不相信你好好的,人家会平白无故来惹你。肯定是你先惹事的,人家才注意到你。

翔(气得脸色发白,暴跳起来)：那是你没有见过贱人。

我：嗯,我明白了,你最近成绩下滑是因为有个无赖学生老是欺负你,引起你内心的愤怒和无助,这样你自然无法安心学习,所以,才导致的成绩下滑。

翔(眼睛开始注视我)：我确实是想好好学习的。可惜爸妈都不相信我。

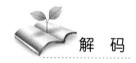

解 码

按照 TA 沟通分析理论,我们每个人的人格都有三个部分(见图1)。

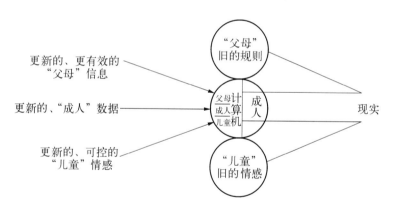

图 1　人格的三种状态及"成人"状态的重要性

"父母"是记录在头脑中的早期经验,孩子将自己的亲生父母的榜样示范和言谈举止记录其中,更多的是言语形式的记忆。比如：不许说谎;要把东西吃干净;不要和陌生人说话;大人说的一定是对的;不许顶嘴;你希望别人怎么对你,你就如何对待别人;不许吃亏;吃小亏赚大便宜。"父母"中的信息往往都是强制性的、命令式的。

"儿童"是孩子对所见所闻的内部感受,即情绪。比如：当父母指责孩子的时候,孩子会感到害怕和焦虑,孩子会形成"我不好"的自我评价和相对应的消极情感,那么,他就是"顺从的儿童"。当然,孩子如果遇到健康的教育方式,也会形成"我好"的自我评价和相对应的积极情感,那么,他就是"自由的儿童"。只可惜,这种健康的教育方式比较少见。

"成人"就像一台加工数据的计算机,它处理信息,计算有效应对外部世界的可能性,解决问题是它的首要任务。其次,它也要协调"父母"和"儿童"之间的活动,降低它们之间的冲突。

那么,沟通就是发生在两个人的三种不同的状态之间的对话,而沟通的目的就是获得对方的情感上的安抚。沟通包含如下过程:首先是一个人提供刺激;然后另一个人给予反馈;这个反馈反过来又变成一个新的刺激,需要由对方来做出反馈。分析的目的就是发现每个人是在用"父母"、"成人"、"儿童"的哪个部分在发出刺激和做出反馈。

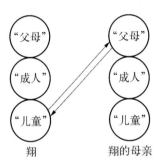

图2 "儿童"对"父母"的
互补式沟通

在"父母""成人""儿童"沟通模式中,当刺激和反馈表现为两条平行线时,这种沟通被称为"互补式沟通",并且可以无限地持续下去。比如:"父母"对"儿童"的互补沟通(见图2)。

我们假设翔和妈妈会有如下对话:

翔的"儿童":妈妈,学校有个坏蛋老是欺负我。

妈妈的"父母":你下次不要招惹那小坏蛋,我相信他不会来惹你的。

翔的"儿童":嗯,你说得对,是我不好,我下次不去惹他了。

妈妈的"父母":嗯,你早点按我说的做,成绩早就上去了。

翔的"儿童":你说得对,你是好的,我应该早点听你的。

这样的沟通看似完美,但是,有个问题,就是翔的心理状态仍然处于"儿童"状态,那么,当他走出家庭来到社会(学校算是小社会)的时候,他可能无法用"成人"状态去处理现实信息。比如,很有可能妈妈口中的"小坏蛋",偏偏就是一个不良社会少年,他不会因为翔的沉默而停止侵犯,或许,会加强欺负翔的手段。而一旦这种情况发生的话,翔一定会感到更加的害怕和无助,因为,当一个人的人格处于"儿童"状态的时候,他必然是情绪化的,往往伴随着"我不好"的自我评价,而这些负面情感和评价,又会使得这个人的人格陷入瘫痪状态,面对现实的困境束手无策,坐以待毙。

理想的沟通模式应该是,"成人"对"成人"的(见图3)。

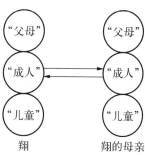

图3 "成人"对"成人"的互补式沟通

我们假设翔和妈妈会有如下对话:

翔的"成人":妈妈,学校有个坏蛋老是欺负我。

妈妈的"成人":他对你干了些什么?

翔的"成人":他经常瞪着眼对我说:小心我揍你!

妈妈的"成人":你希望我做些什么来帮你?

翔的"成人":我希望你去找班主任谈谈,这样,我就可以安心学习了。

妈妈的"成人":好的,我今天就去找你们班主任。

这样的沟通就是比较现实的,母亲的"成人"反馈了翔的"成人",这样,两人的沟通围绕着解决问题在进行,没有了过时的说教和盲目的情绪干扰。翔的"成人"可以像计算机一样充分启动,运用理性来思考如何调动自己的资源来解决现实的困境。

但是,事实是翔和妈妈之间的对话是失败的"交错式沟通",也就是,当刺激和反馈发生交叉时,沟通就一定会停止(见图4)。

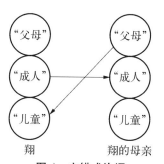

图4 交错式沟通

翔的"成人":妈妈,学校有个坏蛋老是欺负我。

妈妈的"父母":你不惹别人,别人不会主动来惹你。

翔的"成人":他是个贱人,我不惹他,他也会来惹我。

妈妈的"父母":我说的你怎么不听? 再说他惹你也没什么大不了,你躲开就是了。

翔的"成人":他欺负我的时候我感觉很难受,很愤怒。

妈妈的"父母":唉,你专心学习了,现在一切都以学习为重,你忍忍就好了。

翔的"儿童":行,不论怎么说,都是我不好,行了吧? 我不学了,我离家出走!

这种"交错式沟通"也是我们重点要告诫家长的,因为,在人际沟通中,有四种

心理地位,分别是:　　　　　　　"我不好,你好";

"我不好,你不好";

"我好,你不好";

"我好,你好"。

在家庭沟通中,"交错式沟通"很容易诱发出青少年的"我不好,你好"的心理地位来,这样,会直接导致青少年进入"儿童"状态,极端的情绪化,而情绪化又会直接影响到"成人"状态,打个比喻,就好像"儿童"的情绪化造成了"成人"电脑的断路,这样沟通的结果就是,青少年封闭了自己的理性解决问题的思维模式,带着一种"我不好"的自卑感、无能感,要么选择逃避现实,要么选择仇恨现实,总之,就是没办法找到有效的、妥协的解决方案。

 支 招

在培养"成人"对"成人"式的沟通方面,家长们一定要学会"倾听"和"共情"的技巧。倾听,就是做出一种主动的、身体前倾的姿态来和青少年沟通,传递出一种我想要理解你的态度来。"共情"就是一种设身处地、换位思考的能力,就是在沟通时要努力让自己沉浸在青少年的体验之中,比如,当翔说他被人欺负时感到很难受和愤怒,那么,只有当翔的母亲把这种感受理解为真实的,并且有一定程度的感受的时候,她才会认同到,原来儿子确实是因为被同伴欺凌而导致了学习成绩下降。假如,她没有这种"共情"的能力,那么,她就会很自然地否认这件事的严肃性,从而,盲目地认定是儿子喜欢打扮导致的成绩下降。本案例中,我启发翔的母亲换位思考,她突然想到了自己初中时被男同学捉弄的回忆,感受到了自己当时的痛苦和无奈,从而,她理解了翔的苦恼,而翔也因为被理解而愿意和母亲继续沟通。

铁了心要复读，儿子变得"神经兮兮"

倾诉女主角：小伟妈妈(化名)，48岁，职员

心理咨询师：陈天星

小伟是一个今年已考上某一本大学的男孩，但去年高考失利后，他的情况却相当糟糕。当时，他是被母亲拽进咨询室的，一个一米八的壮小伙，在母亲面前却表现得消极被动。只是，从他冷不丁地甩开母亲的手和不耐烦地让母亲"不要再说了"的举动，可以看出他内心的压抑和委屈。据小伟母亲介绍，当时的小伟常一个人呢喃自语；总担心别人在议论他；与过去的好友也断了联系……种种表现让小伟母亲很担心，于是，带着他来做咨询。下面是小伟妈妈的讲述。

迷上篮球，去年高考失利

小伟的父亲在小伟三岁的时候，就因为心脏病猝死了。当时我们孤儿寡母，生活可想而知。其间，我不是没有再婚的机会，可考虑到小伟，我还是放弃了。这15年来，我们母子俩一直住在一个50平方米的老式弄堂房里，夏天热，冬天冷，厨房、厕所都是公用的，日子过得很是清苦。我唯一的盼头，就是期望儿子可以考上大学，将来有出息，那么，我的一切辛苦和付出就值得了，也可以对他父亲有个交代。

从小，小伟就是个听话的孩子，而且聪明好学。这些年来，他在学业上没多让

我操心，一路顺利地上好的小学、初中和高中。

但到了高二，小伟突然迷恋上了篮球。以往课余时间他都会在家复习功课，可那段时间他一有空就去打篮球，周末甚至可以打五六个小时。我看在眼里，急在心里，毕竟那时离高考已经很近了，把这么多精力花在篮球上恐怕对高考会有影响。可当时我说的话小伟根本听不进去，他认为自己学习一直不错，即便是吃老本，到时候考个一本还是可以的。

到了高三下学期。几次模拟考之后，小伟才发现，自己的成绩连二本都悬了。这时他才开始急了，可还是晚了。分数一出来，只够上一个专科学校。

他撕了通知书，一意复读

录取通知书拿到后，小伟大受打击，人也变得无精打采的。我虽然心里也很失望，但还是不愿小伟就这么颓废下去。我劝他说，虽然只是专科，但听说学校还不错，就业率相当高，而且学校私下许诺，将来毕业有机会进国企。但是，小伟不甘心，他想复读一年再拼一次。可我却担心，如果再失败一次，他会受不了。于是，我发动了所有亲戚，还联系了他的老师，希望能说服他放弃复读，抓住眼前的机会。可无论大家怎么说，小伟就是不改口。更让我想不到的是，在录取期限的最后一天，小伟居然撕掉了录取通知书，说他一定要重新来过。

看小伟这么坚决，我只能无奈地答应了他的复读要求。可从那以后，我发现小伟一天比一天不开心，也一天比一天沉默。发展到现在，我都感觉他有些不正常了，他老觉得地铁里的人在议论他，都在说他的坏话，与老同学也一概断了联系，总说别人在笑话他……他到底怎么啦？

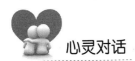 **心灵对话**

我：小伟，你感觉目前最需要妈妈做些什么呢？

小伟：我只希望她可以再相信我一次，不要动不动就唉声叹气，好像我已经失败了一样。

我：小伟妈妈，小伟需要您对他的信任和支持，您能做到吗？

小伟妈妈：儿子，其实妈妈也很矛盾，一方面希望你接受现状，可以少受复读之苦；另一方面也希望你可以志向高远，重新来过。现在，你已经做了选择，也就等于妈妈也选择了，我会给你信任和支持的。

然而，给予信任和支持说起来容易，做起来却并不容易。这之后几次，都是小伟母亲独自前来咨询，小伟不肯来。好不容易，小伟被妈妈拖来了一次。

我：你为何不愿意来做咨询呢？

小伟：这是我自己的事情，我不希望妈妈干涉太多。

我：哦。对了，你一个人的时候都对自己说些什么？

小伟：说一些自我打气的话。比如，我可以的，我是最棒的。

我：你担心地铁里的人议论你什么呢？

小伟：以前我都是穿着校服的，现在脱了校服，我总感觉自己在逃学，在社会中无聊地穿梭，没有目标，没有意义。所以，我怕他们说我无能。

我：老同学聚会你为什么不去呢？

小伟：羡慕嫉妒恨吧，原本我也可以像他们一样潇洒的，可现在落得个形单影只，一个人的苦楚。

我：有没有想过，其实这也表明这些同学没有忘记你，依旧拿你当朋友，这不正说明他们是认可你的能力和人品的吗？

小伟：你这么说倒是提醒我了。他们大多考上的是一本，既然他们还都记得我、看得起我，说明我也还是可以的。

我：没错。其实信心的一个重要来源就是人际圈子，而且，你应该知道一句话：物以类聚，人以群分。所以，光是看你的这些朋友，就能看出你的水平了，你要对自己有信心才行啊。

小伟：嗯，看来不能以一次成败论英雄，好歹我也曾经是班级前几名的。

我：高二时，你为什么会迷恋上篮球呢？

小伟：其实，那时我喜欢上一个女孩，她说我打篮球的时候很有男人味，我就开始上瘾一样地打篮球了。

我：不错哦,敢于去追求自己喜欢的女孩,虽然,方法上有些问题,但是,勇气可嘉啊。

小伟：啊？您不指责我吗？我一直以为自己做了一件很傻的事情,为了爱情而放弃了事业,这是最让人看不起的。

我：完全没有,欣赏你都来不及呢。这说明你有激情,敢于追求自己想要的,这不是愚蠢,恰恰是一种很好的性格品质。

小伟：嗯,您说得对,我有时也在想,假如我能像喜欢那个女孩子一样地喜欢高考,我也会成功的。

我：嗯,成熟的人不用"我应该"的思维方式的,而是用"我想要"。当你主动去追求的时候,潜能会被极大地调动起来。

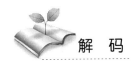

解　码

按照精神分析社会学派埃里克森的"人生发展八阶段"理论,我们可以清晰地看到小伟的问题所在。

这八个阶段是指信任对不信任(0—1.5岁);自主对害羞(1.5—3岁);主动对内疚(3—6岁);信心对自卑(6—12岁);角色混乱对自我同一感(12—20岁);亲密对孤独(20—40岁);停滞对繁殖(40—60岁);智慧对绝望(60岁至死亡)。埃里克森认为,人生发展的每一个阶段都要经历一种主题的冲突,假如冲突解决了,那么,他就可以顺利地进入下一个发展阶段;而假如解决中遇到障碍,那么,在遇到现实问题的时候,他的人格就有可能会退行到上一个阶段的问题。

小伟出现的问题,正是他在遭遇高考失败后,人格出现了很大的退行造成的。

具体而言,他在面对巨大挫折时,开始问自己有关人生的严肃问题:"我是谁？我从哪里来？我要到哪里去？"这就是有关自我同一性的问题。在他不能确定这个问题时,就产生了角色混乱,于是,他担心地铁里面的人会看不起他,会觉得自己很迷茫。当好朋友邀请他出去的时候,等于唤起了他"信心对自卑"的阶段,于是,他会因为自卑而拒绝好友。当他因为追女孩子而导致高考失败后,他退行到了"主动对内疚"的童年阶段,这时期男孩都会有恋母情结,而如果没有得到父亲的支持,男孩都会压抑自己真实的追求,而产生内疚感。显然,小伟童年丧父,导致了他不敢去主动承认自己的追求。小伟拒绝做咨询,是因为退行到了"自主对害羞"的阶段,也就是说他希望可以主宰自己的命运,而不希望活在母亲的选择之下,这让他感到害羞和对自我存在的怀疑。最后,他对母亲的信任格外需要,这表明他退行到了婴儿阶段,希望母亲可以再一次包容他,相信他的能力,给他发展的空间和时间。

 支 招

针对小伟的问题,我努力弥补他在信任感、自主感、主动性、信心、自我同一性这五个性格品质上的缺失。随着这些主题的一一解决,小伟终于可以坦然面对自己复读的选择,并且,在心态上由"我应该复读"变成了"我想要复读",成绩一下子就突飞猛进了。今年的高考,他发挥出色,已被心仪的大学录取。

儿子坚持要出国给富二代陪读

倾诉女主角：丽(化名),40岁,私企高管

倾诉男主角：伟(化名),私企高管

心理咨询师：陈天星

伟和丽是因为他们的儿子强(化名)的学习问题而来咨询的。伟穿着黑色外套,脖子上戴着一条黄澄澄的金项链,显得精干洒脱;丽则穿着简单大方,肩挎一个名牌包,气质相当内敛聪慧。而他们的儿子强,从进来的那一刻起就随意地翻看东西,眼神也不与我对接,显得有些顽劣。应丽的要求,我先听她讲述。

我们夫妻都是很早就出来打工了。起先我老公跟着他的一个同乡做锂电池的制造和销售,恰逢一波经济发展,那个企业很快就从一个小小的乡镇企业发展成为一家股份制公司。结婚后,我也进入了这家企业工作。因为大家都是老乡,而且丈夫和我的能力也比较强,花了10年工夫,我们都成为了老板的左膀右臂,甚至,老板娘和我以干姐妹相称。只是没想到,后来会因为和老板一家靠得太近而惹来这么多麻烦。

儿子说干妈愿意资助他留学

儿子现在读初三,本来他的成绩一直很好,这个学期应该全力以赴进入中考

的备考阶段了,突然,他说自己厌学了,觉得在国内读书没意思,要去美国读书。我们听了很震惊,因为我和他父亲从来没想过要送他出国读书,或者说,即便要出国,我们也觉得应该要等到大学毕业,而且,以我们的经济实力也实在应付不了儿子在国外高中和大学的连读。那么,儿子这样的想法究竟从何而来呢?后来才知道,原来是他的"干妈"也就是我们的老板娘准备送她儿子去美国读书,也不知怎么就突发奇想地想要我们儿子去陪读,并且告诉我儿子,他的学费由她来出。

听起来似乎是件好事,但仔细想想却实在不靠谱。一来,老板娘从来没有严肃地和我讨论过这个计划;二来,我也很清楚我和她也就是工作伙伴关系,其实私交远没有那么好,真要她付出这么多金钱,于情于理都说不过去。但奇怪的是,我儿子却偏执地相信,干妈既然告诉他了,就一定会做到。他给我的理由是:干妈的儿子比较笨,在学业和人情世故上远远不如他,而他只要能捧着和哄着她干妈的儿子努力让他开心,帮他摆平一些事,就一定能让干妈替他付去美国的学费。

我们不得不租豪车去接儿子

说实话,当我看着儿子兴奋而狡黠地说出这些方案时,内心其实是很震惊的——什么时候,当年的那个纯真的孩子一下子长大了,还变得如此陌生和世故?很难想象,就在几天前他还和他的干妈一家人开心地去普吉岛游玩。我的儿子竟然想要利用这些爱着他的人去实现自己的目的,一想到这里,我就有些不寒而栗。可当我劝他不要这样想的时候,他却说,你和爸爸不也是给干妈打工才换来现在的一切吗?我给干妈的儿子打工有什么不可以?面对他的质问,我们真是哭笑不得。

后来,我和他爸爸反思,是不是我们的教育在哪里出了问题?可能有两个原因:一是我们长期忙于工作,把儿子托付给爷爷奶奶来带,两位老人比较溺爱他,而他也见不到我们奋斗的辛苦,所以,就想当然地以为生活就是这样的,想什么有什么。二是我们给他选择了一个寄宿制的民办中学,自从他进入这个中学后,就变得喜欢攀比,别的同学有名牌手机,他也要有;别人有奥迪、宝马接送,他就要求我们也要换车。最后没办法,他爸爸每次去接他都要去租豪车。于是,我们就猜想他是在这种拜金主义的氛围下迷失本性了。

我们现在该怎么办呢？儿子也有自己的思想了，我们说一套，他自己做一套，有时我们也感觉说不过他了，可也不能眼看着他这么胡思乱想地耽误了中考呀。

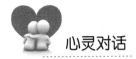 ## 心灵对话

听着听着，我感觉强似乎蛮有自己想法的，姑且不论对错，我很想知道他各种想法的来由，于是，我和强开始单独对话——

我：刚刚我听了你父母的诉说，他们说，以你本来的能力和成绩，如果用心备考的话，完全可以考个好高中。

强：就是考上了也只是国内比较好的高中，哪里能比得上去美国读高中爽？

我：你真的相信你的干妈肯为你付留学的费用？据我所知，那可是很大的一笔钱啊！

强：没啥不可能的，反正，我干妈家钱多得是，我只要把他儿子陪好了，估计她也会很开心付钱的，毕竟，她就这一个儿子，她不会放心他一个人在国外的。而且，我爸妈也在她的公司，要是她不兑现承诺的话，我想我爸妈也会想办法对付她的。

我：听起来是蛮有道理的，那么你的爸妈为什么不支持你呢？

强：他们是从穷人变富的，哪里懂得现在很多富二代的生活呢？比如我干妈的儿子，上次我过生日，他一出手就包了一间KTV，叫了一帮朋友给我助兴，最后，花了三千多。你说，他这么做为什么呢？还不是想利用我的聪明，以后多帮他寻开心和做事吗？

我：那你的意思是，你干妈认你母亲为干妹妹也是利用你母亲的聪明了？

强：那还用说，天下没有免费的午餐，这年头除了相互利用，谁还相信什么感情呢？

我：嗯，看得出你是一个相当聪明的人。不过我想我们还是有必要具体讨论一些细节部分，来防止万一你们到了国外，出现了问题怎么办，就像你说的，天下

没有免费的午餐。

　　强：好的，虽然我觉得不会有事，但是讨论讨论也好的。

　　我之所以这么说，是因为我看出，强的人格有些自恋，他需要别人顺着他的思路交谈，否则，我和他的对话就会进入困境。接下来，我与强探讨起国外留学的具体事宜来。比如生活问题，包括吃住行；到了国外的语言问题和学业问题；与其他同学的关系问题；等等。从中，我逐渐让强认识到，其实出国留学，尤其是去国外读高中，并不那么容易，即便他很聪明很优秀，也难免自顾不暇，很可能根本没有余力去"照顾"一个据说"各方面条件都不如他"的干兄弟。但问题是，对方既然愿意付出那么大的代价"带"他出国，肯定是期望获得回报的，如果得不到回报，对方难免会失望甚至毁约，到时候，他怎么办呢？一旦他在国外与干兄弟的关系破裂，不仅他自己的学业无法继续，连父母可能也要受到牵连，到那时，恐怕他父母的工作会受影响，说不定连如今的生活水平也无法保持，更别提继续供他留学了。如果他被迫回国，那么他不得不面临重新中考的局面。于是，他很可能兜了一圈又回到起点，当中还损失了人际关系和就学时间，何苦呢？面对这样的结论，强沉默了，他终于意识到，事情未必如他所想的那样发展，其实还有别的可能，而对于别的可能，他接受不了。最后我说服他，把这件事交给父母来处理，如果他的干妈真有这样的想法，一定会正式地向他父母提出的。而在此之前，他还是该好好地准备中考，毕竟，无论是否陪着干兄弟出国留学，他都需要用自己的成绩来证明，干妈对他的"投资"是值得的。

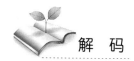

解　码

　　人格比较自恋的人一般有三个特征：强调权力感（控制欲）、夸大感（干妈肯为他付 100 多万元的学费）和被赞赏的需要（不断暗示自己的聪明）。

　　按照自体心理学对自恋人格的解释，我们每个人的人格自体都由三极组成，分别是底部的"志向"、中部的"才能"和顶部的"理想"。其中，"志向"是由童年时期的"夸大需求"转化而来，也就是说，每个儿童都有夸大自己和表现自己的需要，如果父母给予的反馈总是令儿童失望的话,那么,儿童会发展出病态的"志向",主要表现为坚持自己的优越性、独特性,在人际关系中过度自负和傲慢。强的童年因为父母的缺失和爷爷奶奶的溺爱,存在病态志向的可能。

"才能"是由自体的"孪生需求"转化而来,也就是说,每个少年都有一种感觉像某个他人的需求,而这个他人,往往是周围环境中最亲近的朋友或羡慕对象。在这种追求相似的关系中,少年会确认自己的现实环境并与别人分享彼此的价值观、信念和兴趣。对于强而言,他在贵族学校的经历及与干兄弟的交往,造成他对拜金主义和实用主义的盲目崇拜,故而,发展出一种令其母亲担心的"才能"。

最后,"理想"是由自体的"理想化需求"转化而来的,也就是说,每个人都希望和一个完美的人融合,通过赋予这个人一种全能感来让自己感到安全、舒适和平静。本来,强的"理想化需求"应该去找自己的父母,但是,强的无意识去寻找了他的干妈,渴望通过干妈的金钱来实现自己的目标。

所以,我们可以发现,强的自体结构是由夸大的"志向"、善于利用别人的"才能"和渴望金钱的"理想"组成的。虽然这个结构有它成功的可能性,但是,我们依旧会预测这样发展下去的强,最终很有可能变成一个空虚孤独的人。

 支 招

建议丽夫妻不能总是满足强的各种需求,这样只会强化孩子的自恋。丽夫妻正确的做法是,不时地给予强"适度的挫折",比如,放弃租用豪车去接送他,而是选择自己家庭可以承担的中档车,这样会给强一些现实感而不是虚荣感。

强所在学校"互相攀比和利用"的学风,不利于一种自强不息、尊重知识的才能的养成,强的父母可以考虑加强孩子独立意识的培养或者转学的可能。

最后,有关强把干妈作为自己的"理想化需求"的对象,我认为强的父母是失职的,正因为"亲妈"的奋斗精神缺失,才使得"干妈"的拜金主义乘虚而入。所以,鼓励强的父母把自己的奋斗史以及自己与公司之间的契约关系清楚地告知强,以此来增强他的家庭荣誉感和归属感。

留学还是创业，父亲和儿子碰不拢

倾诉家庭：小杰一家

心理咨询师：陈天星

小杰一家三口陆续落座，位置很有意思：小杰坐在中间，父亲和母亲各坐一边。父亲看上去器宇轩昂，眼神犀利，精明灵活；母亲打扮得珠光宝气，气质贤淑，有着成功太太的雍容华贵；小杰面容清秀，身材修长，朝气十足。

父亲当年白手起家

小杰父亲如今是长三角一家有名加工企业的董事长。20 年前，出身农村的他，跑到大上海来找出路。曾经在汽车维修厂做过修理工，建材市场做过保安，建筑工地做过小工头，后来，因为做生意比较讲诚信和对待朋友比较讲义气，就有不少老乡聚集在他周围。随着国家的出口加工业的改革，小杰父亲利用自己的人脉和团队，抓住了机遇，先是组建了一个小公司，短短 10 年就发展成了加工产品的龙头企业。小杰父亲也由曾经的农民工，变成了今天叱咤风云的大老板。

小杰母亲和他父亲是同乡，从小漂亮懂事，聪明好学，是远近闻名的美女，后来大学毕业刚好遇到小杰父亲回家探亲，于是，通过朋友的介绍，两人结婚了。怀孕后，小杰母亲就当起了全职太太。因为小杰父亲几乎一年 365 天都在外面应酬，所以，小杰的生活几乎就全靠母亲了。小杰从小天资聪慧，一路从私立幼儿园、私立小学、私立高中读过来,成绩一直不好不坏,中等的样子。

儿子不想留学也想创业

现在的问题是,按照小杰父亲的设计,小杰应该在参加完高考后,就去美国读本科;可小杰却认为,读书读得多不代表有出息,多少博士、海归毕业后找不到好工作,所以他认为创业才是真本事,才能活出真实的自我。于是,小杰就想跟着父亲熟悉业务,然后让父亲给他投资办个分厂之类的,他好尽早起步,在未来激烈的商战中领先一步。

母亲对小杰的想法是不置可否,一来她觉得社会就业好像确实很难,她的一帮小姐妹都告诉她,男孩子早接班也不是什么坏事,出去读书也很辛苦的,又不在她身边,何必呢;二来,儿子也信誓旦旦地要做个继往开来、光宗耀祖的"富二代",她不想泼冷水,也就默许了。

可小杰父亲坚决不同意,一定要小杰去美国读书,甚至放话说,要是不去,遗产一毛也没有。但是,小杰也是个性十足的年轻人,说:"不给就不给,逼急了,现在我就去打工创业,白手起家! 为什么只许你走这条路成功,就不许我走?"

眼看着一家三口意见发生重大分歧,而且谁也说服不了谁,就想到了来做心理咨询。小杰父亲想通过咨询让儿子回心转意,可以去美国读书;小杰母亲希望可以通过咨询不要让这对父子闹翻了;小杰自己呢,则希望有个渠道可以让父亲尊重自己的选择。

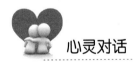 **心灵对话**

我:小杰,你的选择好像很大胆啊,现在是流行去留学,你却反其道行之,一定有你自己的考虑吧?

小杰(微微笑着):那当然。现在时代早变了,知识经济早变成机会经济了,不是看你知识有多少,而是看你能不能把握机会。你看乔布斯不是上了大学就退学了吗? 比尔·盖茨不也没毕业嘛? 马云的学历也不高,后来也能通过创业一飞冲天。他们的知识未必有多创新,但是他们都因抓住机会而成功了。我现在有老爸的基础,要钱有钱,要人有人,不去利用,不去扩展,却花时间去学习也许不久就被更新的知识,实在是傻啊!

小杰父亲(一脸怒气):你懂什么! 只知道油嘴滑舌。都像你想的那么容易,早就遍地富翁了。我跟你说,老老实实地去读书。

小杰母亲:不要这么凶嘛,有话慢慢说,看你把儿子吓的,他也就是那么一个想法,再说,也不是完全没有可能性啊。

小杰父亲(不耐烦):都是你惯的,你还好意思说! 现在都什么世道了,大家都开始比文化、比修养了,谁还在比钱多? 而且,未来还是靠知识的,"暴发户"时代快落幕了,哪有那么多机会给他们? 我告诉你,以后也离那帮女人远些,一个个虚荣得要命,短视得厉害,误人子弟!

我:看得出来,父亲是担心小杰的未来,更希望小杰可以利用学习来进一步提升人生的境界和追求。

小杰父亲:这么说吧,老百姓常说,缺啥补啥,我现在就感觉缺文化了。赚了这么多钱,可是一碰到文化人,还是打心眼里羡慕。尤其是出国考察时,越来越感觉到人家的企业文化和对待家庭和工作的态度就是先进。比如说我,以前只知道赚钱,哪里考虑过什么使命感、价值感、自我实现感,精神好像一直在一种饥渴和攀比之中,得不到安宁。可看看人家,事业无大小,自己喜欢就好,精神特别充实。

我:你的意思是,你希望小杰不要成为金钱的奴隶?

小杰父亲:嗯,我做了大半辈子金钱的奴隶了,我只是希望他能够想清楚了再去决定做什么。天外有天,人外有人啊,我希望他可以过得轻松自在,不要像现在这么浮躁。

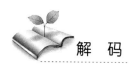

解 码

这个家庭在当代有一定的代表性:父亲学历不高,但头脑灵活,抓住机会改变了自己的社会地位；母亲嫁了个有钱的丈夫，从此相夫教子，当起了全职太太；孩子从小衣食无忧，什么东西都可以轻易得到。但仔细分析他们的内心，却都不乏空虚；从父母到孩子，都有一定程度的自恋性人格问题。

当代精神分析的自体心理学流派认为，自恋性人格问题主要表现为：① 面对自己时有一种全能感、夸大感；② 面对他人时难以设身处地地理解别人的感受和想法；③ 自恋解体后，会产生暴怒。

父亲的自恋在于，过去认为有钱就能解决一切问题，有一种全能感，比如，他通过花费大量的金钱来教育儿子，代替了自己的言传身教。但是，没想到现在儿子的精神世界已经不受他影响了。面对这种失去控制，他不是尝试着去理解儿子的感受和想法，而是试图采用剥夺金钱的手段来逼迫小杰就范。最后，当他实在没有办法的时候，就暴怒了，导致了他和小杰的沟通失败。

小杰的问题严重些，因为，按照自体心理学分析，人的人格分为两部分，底部一极是"夸大自体"，它要求抚养者(一般是母亲)给予它赞美和认同，来持续它的全能感和夸大感，也就是说婴儿需要反馈来维持"我是完美的"的感觉。随着婴儿的发展，"夸大自体"会形成个体的自尊和雄心。顶部一极是"理想化的父母影像"，它要求抚养者(一般是父亲)给予它理想化的榜样，来持续它发展的方向和理想化的目标，也就是说儿童需要反馈来维持"你是完美的"的感觉。随着婴儿的发展，"理想化的父母影像"会形成个体的道德和理想。

我们可以发现，小杰的自尊感和雄心都是很旺盛的，因为，母亲给予了他充分的爱和赞美。但是，小杰的理想出现了问题，也就是说因为父亲经常不在身边，导致小杰认同榜样的时候出现了问题，用自己心中幻想的父亲来替代了现实中真实的父亲。停留在小杰印象中的"理想化父母影像"，是过去只会赚钱的父亲，但是，真实父亲其实已经开始反思金钱的意义和追求文化修养了。正因为这个错误的替代，导致了小杰在理想问题上和父亲出现了严重的分歧。

支 招

　　咨询的策略,主要是改善小杰父子的沟通模式和效果。只有当小杰父亲意识到自己在教育小杰方面上的缺失,也就是说,情感的影响不是金钱能代替的,他才会承担起重新培养小杰理想的责任,这意味着他需要在百忙之中抽出更多的时间来关心和指导小杰,这是义不容辞的。而作为小杰,他需要去重新认识父亲的价值观和自己可以选择的理想。

　　最后,我们达成了一致意见:小杰同意出国,但是先游学一年,主要是参观各大有名企业、高等学府以及历史文化景点,以此来激发他的新的价值观。小杰父亲希望通过这一年的时间来培养更多的父子感情和分享更多的人生经验,以此来补救他曾经在小杰精神成长上的"缺失"。

女儿出差两周没有给家里打一个电话

倾诉男主角：小丽父亲(化名),59 岁,国企员工

倾诉女主角：小丽(化名),25 岁,职员

心理咨询师：陈天星

　　小丽走进咨询室时,看起来有些生气,眼神也很迷茫,看得出她是一个小心谨慎却又比较倔强的人。她的父亲跟在后面,也是一副气冲冲的样子。两人坐下来后,父亲先开始了诉说——

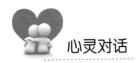 心灵对话

　　小丽父亲：我实在搞不明白,她怎么可以这样对我? 去北京出差,竟然两个星期里一个电话都没有打回家。她小时候可不是这样的,对我很关心,现在怎么越大越不懂事了?

　　我：您对女儿在外出差、长时间不和家里联系感到愤怒和悲伤?

　　小丽父亲：是啊,我恨自己怎么就放不下她呢? 她长大了,翅膀也硬了,可以飞了。可是,她再怎么飞,也应该惦记着我啊。

　　我(看着小丽)：出差在外,这么长时间不往家里打电话,是什么原因呢?

　　小丽(低着头)：有几次我也想打来着,可是要么手机没电了,要么突然有事,

结果就给忘记了。

小丽父亲：老师,你听听这也是理由吗? 没电不是可以充吗? 突然有事也可以等事情结束了再打啊?

小丽：爸,你知道不,你真的太啰嗦了,我都成年了,又不是三岁孩子,你老管这么紧干嘛,累不累?

小丽父亲：老师你听听,这孩子怎么就变成这样了? 只担心自己累,就不知道父母在家操多大的心啊!

我(转向小丽)：听起来,你也想和家里联系,但是后来因为一些小事就放弃了。我想会不会是有什么更深层的原因阻止了你和家人联系呢?

小丽(沉默了很久)：老师,其实我有些怕和家里联系,尤其是和我父亲,因为他一说起话来就没完没了。我承认他是很关心我,但是,我也要有自己的时间和空间啊。有次,我出差办一个会展。那天我已经讲了一天的话了,蹬了一天高跟鞋的脚也磨得都是泡,我就想给家里报个平安后赶快睡觉。没想到父亲听到我说很累后,就开始抱怨,说当初不同意我找这个辛苦的工作,可我偏偏不听,现在知道生活的辛苦了。然后,又说当初大学志愿他给我选得好,可是我毕业后,就开始走弯路了。本来我都够累了,希望听到一些安慰和鼓励的话,结果听到这些抱怨和指责,我唯一想做的就是挂掉电话。

小丽父亲：老师,你不知道,这孩子有多么不听人劝。想当初,她大学填志愿,自己报了个计算机专业。你想啊,这些理工科的东西多累,学完了也是个程序员,一个小姑娘学这些干嘛? 我好说歹说最后甚至是逼着她才改成了国际贸易,毕业后,出来找个公司做个文员,多轻松。我就这么一个女儿,赚的几套房子还不都是她的,她何必过得那么辛苦呢?

我：听起来是蛮有道理的,您希望孩子可以在您的羽翼庇护下,少些痛苦,多些快乐。只是不知道您做的这一切,小丽是怎么感受和理解的?

小丽：其实,我也知道爸是为我好,但是,他做过头了。他都不知道同学们是怎么说我的。从小他就接送我上下学,直到初三还坚持这样。有次一个男同学和我打了个招呼,我爸就瞪了人家好几眼,害得同学背后都说我是个"碰不得的瓷娃娃"。还有一次,我差不多六岁吧,有个周末我爸不在家,姨妈带着小表妹来我家,玩得很开心，晚上我就跟着去姨妈家了，我妈也同意的。可是我爸晚上很晚赶过来，非说我离开家会害怕，晚上会睡不好，可我明明不害怕，很开心啊。最后，他硬把我带回家了。每到这时候，我就感到很压抑，这种感觉也说不出来，就好像什么事情压着你，让你透不过气来。

我：你是说父亲给你的爱让你有窒息的感觉。

小丽：我真感觉自己快被捂死了。

小丽父亲：爱你还不好？你年轻，不知道社会的复杂，要不是爸爸，今天的罪有你受的。

小丽：爸爸，求你了，你也出去看看吧，社会哪有你想象的那么复杂？现在我们这些年轻人都过得挺好的，大家都在做自己想做的事，而不是你想象的为了生存而逼迫自己做事。

小丽父亲：唉，初生牛犊不怕虎，等过两年石头被磨圆了，你就明白了。

我(看着小丽父亲)：你依旧感到愤怒，因为你觉得小丽有些不知好歹。或许你是对的，但是，父女之间仍然需要尊重，而不是拿自己的经验去替代她的感觉。何况，孩子总要长大的，父母不可能保护她一辈子。

小丽父亲：或许，我真的有些落伍了。但是，我总感觉自己的孩子还没有长大，还是她小时候的样子，总想再为她做些什么。

我：父母对孩子的拳拳之心是可以理解的，可是你也不能把一种对未来的忧虑投射到孩子身上啊。你既然可以接受其他年轻人的独立，为何不能接受自己的女儿也可以独立呢？

小丽：对啊，我常说自己工作虽然辛苦，赚得也不多，但是，这是我想干的，我快乐啊。可这时我爸总是说，你这是自欺欺人，赚不到钱还辛苦，有什么幸福可言？

解 码

显然，小丽父女的关系有了很大的隔阂和误解，具体的表现就是小丽出差半个月都不与家人联系。这点很让关心她的父亲感到伤心,但是小丽自己也感觉委屈,不是她不愿意联系父亲,而是因为父亲的爱让她太压抑了。

小丽父女沟通失败的案例,结合现代精神分析的客体关系理论,可以给其他父母很大的启发。该理论认为,每个人的潜意识中都有一套处理人际关系的角色配对模板,这套模板就是在父母与孩子千万次的互动中形成的。

经过临床研究,发现大致有 14 种模板:① 破坏性的内心坏小孩-惩罚性的施虐的内心父母;② 被控制、被激怒的内心小孩-控制性的内心父母;③ 没人要的内在小孩-不关心他人的、自我中心的内在父母;④ 有缺陷的、没价值的内在小孩-看不起人的内在父母;⑤ 被剥夺的内心小孩-自私的内心父母;⑥ 失控的、愤怒的内心小孩-无能的内心父母;⑦ 攻击性的内心小孩-害怕的、顺从的内心父母;⑧ 性兴奋的内心小孩-阉割性的内心父母;⑨ 性好奇的内心小孩-诱惑性的内心父母;⑩ 依赖的、满足的内心小孩-完美的内心父母;⑪ 渴望爱的内心小孩-对爱有所保留的内心父母;⑫ 控制性的、全能的内心小孩-虚弱的、奴隶样的内心父母;⑬ 友好的、顺从的内心小孩-溺爱的、赞赏的内心父母;⑭ 攻击性的、竞争性的内在小孩-惩罚性、有报复性的内在父母。有了这 14 套内在角色扮演的模板,我们就可以很好地预测一个人的反应。

比如,小丽内心是"被控制的、被激怒的内心小孩-控制性的内心父母"这样的模板,那么,我们就很容易理解小丽不给父亲回电话的原因了,因为,每当父亲要和她沟通的时候,她都会无意识地感到父亲又要来控制她了,而她能做的就是逃避。至于半个月不回电话,也可以理解为她被激怒后对父亲的惩罚,只是这种愤怒小丽暂时无法从意识层面感受到,她目前能感受到的只是烦和累。

那么,为什么小丽会形成这样的内心模板呢?这个问题就要问小丽的父亲了。

虽然小丽父亲一直给予小丽的或许可以称得上是溺爱,但是没有赞赏。他的爱都是有条件的。比如,他可以很爱小丽,但是到了报大学志愿的关键时刻,他就要小丽服从,最后,他可以得到的是一个永远待在他身边的长不大的女儿,以此满足他无意识的控制欲和成功感;再比如,他炫耀自己赚的钱可以让女儿生活得多开心，但是这一切的代价是，小丽丧失了自由成长、自尊自信生活的机会。

 支 招

通过半年左右的咨询，小丽的父亲和她都认识到自己内心的角色扮演模板，并且都作出了积极的修正，他们之间的亲子关系开始变得越来越融洽。

为何妈妈永远看不上我？

倾诉女主角：蔷(化名),35 岁,企业管理者

心理咨询师：陈天星

　　蔷长得很漂亮,气质、身材出众,家境也非常好,完全可以成为"白富美"的典型。然而在咨询的过程中,我一次次地听到她的叹息和无奈,感受到她的紧张和怨恨,甚至,要去平息她一次次自杀的冲动。这让我发现,一个人无论有着多么完美的外在,内心也必须剪断与母亲之间的"心灵脐带",否则,依旧可能会变得脆弱,也无法感受到幸福。

因为外公的遗言,妈妈成了女强人

　　我出生在一个大家庭,外公曾是家乡有名的地主。据我妈说,我的很多小学同学家的房子原来都是我们家的。但是,这一切只不过是听起来的荣光罢了。现实是,外公因为这个身份,在那个年代被打倒了,家产也被充公,一大家子的生活一下子从天堂降到了人间。记得母亲经常回忆说,外公离世的时候她才六岁多一点,外公一直嘱托她们姐妹几个,家虽然是败了、穷了,但是一定不能丢了志气,一定要把家再发展起来、兴旺起来。

　　妈妈年轻的时候因为这些原因失去了继续学习的机会,但是,她总是白天努力工作,晚上拼命学习。后来,借着改革开放的机会,她和她的姐妹们经营了一家

纺织厂，没想到几年时间就发家致富，成了第一代的"万元户"。

随着我的出生，妈妈越来越忙了，她甚至主动流产了一个孩子，而且还是一个男孩，也就是我的一个弟弟，因为她觉得没有时间再养育一个孩子了，发展事业的机会是如此的难得，这一生一定要抓住。凭着母亲和她的姐妹们的努力，我家终于又成了家乡远近闻名的"大家族"。

我时常想，究竟是当时家徒四壁、无所依靠才逼得母亲的性格在日后变得无比强硬呢，还是因为外公的遗言深深铭刻在了她的精神中，从而使她成为一个意志坚定的女人？

妈妈的惩罚，让我差点被人拐骗了

妈妈对自己高标准严要求，对我的要求更高更严，因为她觉得"家族如果要发展、壮大，必须一代比一代强"，于是我的悲剧开始了。

我从小就天资聪颖，家里的亲戚回忆说，我两岁的时候就会背上百首唐诗了。可讽刺的是，我现在居然一首都背不出来了，我不知道这是为什么。母亲至今还会念叨："小时候让你背唐诗还可以，可越长大却越笨了，现在居然什么也不会了。"

记得上小学我有次考了双百，高兴地回家。原以为妈妈会开心地奖励我一个洋娃娃，没想到妈妈却语重心长地告诉我：做人一定不要骄傲，这个世界有你想不到的困难在等着你。为了让我明白先苦后甜的道理，她竟然又让我做了一套考试习题。直到现在，我都还清楚地记得自己当时流着眼泪，做着那些该死的试题的感受。我不明白，为什么妈妈总是不满意呢？我到底该怎么做，她才会满意呢？为什么我的生活一点也不快乐呢？

还有次我补课结束得比较早，就和同学一起出去玩了会儿，结果被妈妈知道了，狠狠地打了我一顿，说我是多么不争气，不知道珍惜学习机会，说她无法教育我了，不让我进家门。就这样，10岁的我孤零零一个人站在街道中央，想不出要去哪里和能去哪里。这时来了个陌生的中年男人，安慰我，并且要我去他家。我怎么都不同意，他不死心，继续劝说我。碰巧我的一个亲戚路过，看到我站在街道中央,就赶紧叫我,把我带回家了。

事后,我才听说附近失踪了两个小姑娘,有可能就是被人给拐骗了。也不知道,当时那个中年男人是不是就是骗子。从那以后,我经常会想起这件事,而且每次都会不寒而栗。

后来我觉得,无论自己怎么努力,得到的都只是母亲的担心和不满,索性学会了逃避,变得不爱学习了。但也许是我真的还挺聪明吧,反正,每次考前临时抱佛脚,我也能混个及格。后来我上了大学,第一次感受到了自由的滋味,也就彻彻底底潇洒了四年,也可以说是浑浑噩噩虚度了四年吧,直到毕业我都不知道,我该干什么?我活着的意义又是什么?

毕业后,我顺理成章地回家去打理家族事业,原本以为可以挑战下命运,做出些成绩,没想到妈妈依然是那个说一不二的女强人,而在她眼中,我依然是那个不知天高地厚的笨小孩。终于,在自尊心被一次次地打击之后,我忍无可忍决定离开这个家。我瞒着妈妈搬到了另一个城市,准备重新开始生活。

妈妈说:"就凭你,能带好孩子?"

我以为自己离开了母亲获得了自由,可没想到又为自己找了一个"束缚"。她是我雇佣的一个保姆,这个保姆家在农村,40多岁了,因为丈夫没本事赚钱,离婚了,之后又不知怎么嫁给了一个酒鬼。起先,他是不喝酒的,后来,她总说他没志气、没本事、赚不来钱,这倒好,男的破罐子破摔,不仅不打工了,还动不动就打她。

开始我蛮同情保姆的,经常把自己的一些旧衣服和用剩的化妆品送给她。而她呢,也确实是一个要强的人,这么大年纪了,还经常买些成功学的杂志和书籍来学习。时间过得很快,一年后,我就结婚了,她一直是我家的保姆。后来,我儿子出生,母亲要求我们回家乡,一来让我接手事业,二来她也想退休来带孩子。于是,这个保姆就随着我们一同回到了我父母家,也成了大家的保姆,尤其是孩子的。

现在的问题是,随着这两年的相处,保姆越来越得到我母亲的认可,成了母亲的代言人。有时候我看不惯她带孩子的方式,比如说,她一定要孩子坐得端端正正才给饭吃,否则,就以挨饿来惩罚孩子。而我认为这是一种独裁的教养方式,纯粹就是和孩子自由的天性过不去,这么小的孩子干嘛非要立规矩? 结果,她却对我母亲说我这是惯着孩子,是不懂得先苦后甜的道理。母亲每次也都是称赞她、批评我。

就这样,在一次次的矛盾中,我越来越压抑。很多次我都想无论如何都要辞退她,但是不知道为什么总下不了决心。而且,母亲几次当面对我说:"就凭你的能力,能带好孩子? 还是交给她吧,毕竟,她是过来人,而且,也比你有上进心。"每次我听完母亲的这些话,都有一种崩溃的感觉,难道我自己被母亲管了一辈子,到头来连孩子也要被她管吗? 我真的不想自己的孩子再重复我的人生了。

心灵对话

我:听起来这个保姆跟你母亲挺像的?

蔷:没错,太像了。她们两个人都是那种很有志气的人,一旦制定了目标,就要求别人必须服从,而且,必须以她们所说的方式来做。

我:你不是一直想要摆脱母亲的管束吗? 为什么还会找这样一个人来做保姆呢?

蔷:我也不知道呀。

我:除了觉得受到束缚,这个保姆有没有给你别的感受?

蔷:嗯,也有吧,有时觉得蛮安心的,把家里交给她我放心。

我:妈妈给过你这种感觉吗?

蔷:给过的。妈妈除了给我压抑,也给了我安全感。

我:这可能就是你虽然痛恨这个像你妈妈的保姆,但还是不能下决心辞退她的原因吧。

蔷:我不明白。

我:也就是说,虽然你不喜欢妈妈的强势,但内心又渴望妈妈给你的安定感和支配感。而且,你缺乏自己的目标和自我认识,需要借助"母亲"或像母亲一样的保姆,来确认自己的价值。

蔷:这么说倒确实是有些意思。那我该怎么办呢?

我:你想长大吗?

蔷:当然想。

我:那么可以考虑把辞掉保姆当做一次过渡和试验。先从保姆的影响中摆脱出来,然后再慢慢减少母亲对你的影响,学着成为自己。

蔷:明白了。不管怎么说,这辈子亲妈我是没法换了,保姆还是可以换的。

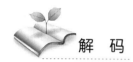 解 码

最近的 20 年,国际上有大量的研究是关于边缘性人格的,这些人共同的特点是:① 疯狂地拒绝真实感受,感觉到被抛弃和拒绝;② 人际关系紧张而不稳定,对他人的感情不断在极端爱护与极端愤恨间摆荡;③ 不能够定义自己,不能描述自己的喜好、愿望,自我感觉不稳定;④ 冲动、冒失,存在滥用药物、暴饮暴食、挥霍无度、性滥交、飙车、在商店中偷窃等危害自身的行为;⑤ 不断企图自杀、威胁自杀或自我伤害;⑥ 情绪多变,情感反应极端,在几小时到几天的时间里反复表达愤怒或焦虑;⑦ 持续性或经常性地感觉被掏空,内心空虚或虚假;⑧ 无法正常表达愤怒,不敢接纳自己的愤怒,经常情绪激动地表达愤怒,一再与人发生肢体冲突,言辞极端尖刻或表现孤僻;⑨ 间歇性地猜忌、妄想或感觉不真实。我们可以看到蔷有着很多符合这类人格的感受和行为。而更为重要的是随着研究的开展,大家发现边缘性人格很可能有着代际遗传的特点,尤其像一些科普性质的书比如《与内心的小孩对话——如何治愈你的童年创伤》都讨论到这个问题。也就是说蔷的人格问题很大程度上来自她那有着边缘性人格特点的母亲,而这类母亲经过研究发现她们也有着一些共同的抚养孩子的方式,重点有:"因为过分关注如何满足自己的需求而忽略你的需求——甚至完全无视你的需求";"期望你无条件地爱她,而不是相反";"在感情上完全无视你,或者完全控制你,使你产生无望、羞耻和愤怒的感觉";"让你觉得她爱的是你所能达到的某个目标,而不是你这个人";"她们自身情

绪波动不已,忽而充满爱意,忽而又言行残暴"。

通过理论的分析和经验的判断,我认为蔷的边缘性人格很大程度是受到了她那边缘性母亲的影响,而且,两人的行为和感受模式都相当典型。

 支 招

就精神分析提供的经验而言,人格问题来源于早年的抚养经历,那么,要想治愈人格问题就需要咨询师和来访者重新经历一遍早年的人格发展,通俗地讲就是来访者需要在咨询师的关注下"重养一遍"。而这一遍,蔷需要得到新的体验和领悟。主要包括下列内容:

蔷需要了解自己感觉不正常的原因是——我们的文化认为,父母对子女的爱应该是无条件的,但是,她所得到的爱却总是反复无常而附带条件的。

蔷需要了解为什么别人对她好时她会觉得不舒服——因为童年的经历使她在潜意识中认为,信任某人随之而来的迟早都会是失望和背叛。

蔷需要了解为什么看到别人的父母充满爱意地抚摸他们的孩子时,她会想哭——因为这会让她想到自己从未得到的那种爱,或者,她会感觉自己根本就不配得到那种爱。

蔷需要了解为什么自己会认为别人到头来总是会伤害自己——因为她在自我预言似地期盼着这种情况的发生。外面的世界本来就是不确定的,而你的心中已经形成了一种悲观的定式:已知的痛苦要好过未知,即使未知意味着某种更美好的事物。

最后,蔷需要真正了解到,她为什么不知道自己究竟是什么样的人——因为一直以来,她都充当着容器的角色,不断地接纳母亲的痛苦、愤怒和种种情感投射。一次又一次,她回到母亲身边,想要得到自己迫切需要的爱;但最终,她只能在不可能实现的愿望又一次落空时感觉自己再次受到了背叛。

母亲让我辞职，却又旁观我的窘境

倾诉女主角：曦（化名），27 岁，全职太太
心理咨询师：陈天星

曦是留英硕士，身材高挑，容貌姣好，可她的脸上却出现了不少和实际年龄不符的青春痘，眼神流露出很强的依赖感，动作也传递出不少的犹豫不决来。她来咨询的动机相当明确，就是如何走出强势母亲的阴影。

妈妈在家喜欢说一不二

我的父母都是上海人。外公外婆以前都是公务员，后来母亲也被分配到了国家机关，家里条件一直属于比较好的。相比之下，父亲家就比较普通了，爷爷奶奶都是普通工人，家里孩子又多。但是，父亲从小就聪明好学，加上人也挺有文艺才能的，大学时代就吸引了母亲的注意。于是，最终父亲与母亲走到了一起，组成了一对在外人看来是"穷小子配公主"的夫妻。

印象中，母亲一直都很强势，家里她说一不二，而且总觉得家里所有人中她是最辛苦、付出最多的一个。小时候，我最怕的就是全家聚会，妈妈总会当着所有人的面，让我弹钢琴。妈妈总会骄傲而"抱怨"地告诉他们，为了让我学钢琴，她花了多少时间、精力和金钱。然后，大家就会对我说："看你妈为了你付出了多少，你能成长得这么好，都是靠你妈，以后一定要争气，要爱妈妈。"每当这个时候，我都会

感觉很不舒服。

爸爸说"黄脸婆"都比妈妈好

在我读初中的时候，爸爸辞职经商了，但爸妈的争吵却越来越多了。原因是，爸爸希望可以利用妈妈的一些人脉资源来打开市场，妈妈也会帮他，但每次帮了之后总以恩人自居，总要说爸爸不懂得珍惜和利用这些难得的机会，要是她的话，她就会怎么样怎么样。爸爸听了当然不舒服，会辩解说每个人都有自己的做事风格，妈妈只管引荐就好了，剩下的事他自己会处理的。但妈妈总想遥控指挥爸爸如何和官场的人打交道，如何经营公司。结果，公司确实发展起来了，但爸爸也开始有外遇了，对象就是他公司里的一个女下属，长相、能力都比不上妈妈。

有次，爸爸和妈妈大吵，我听到妈妈说："你真够丢人的，做生意没魄力也就算了，找女人也这么丢人，怎么着也该找个漂亮的吧！找这么个黄脸婆算什么？"爸爸回答道："黄脸婆怎么了，至少，她能顺着我。我受够了像你这样的女人，势利得要死，做得好什么都好，做不好就什么都不是。说实话，我跟你在一起紧张得都不敢说话了，可和她在一起我很轻松，活得自在。"

就这样，我高中毕业后，爸妈终于离婚了，我因为种种原因选择了跟妈妈在一起。紧接着我去英国留学了四年，这真是我人生中最快乐的一段时光，自由自在，不必老是担心妈妈的指责，老师同学们也都很喜欢我。最后，我顺利地拿到了优等生毕业资格，并且，还很顺利地找到了工作，继续在英国生活了三年。

没有她的"指导"，我没了方向

一年前，我回到了上海，一是回来结婚，二是考虑到国内的机会不少，可以好好发展，而且，我丈夫家也是做企业的，他们很希望我们可以回来帮忙。

婚后，我先是找了一份工作，干得还蛮开心，但妈妈要我辞职，说一个月才赚几千块钱，对不起她付出的学费。然后，答应会帮我婆家的公司联系一些人脉，让我也进婆家的公司工作。可是，就在丈夫热火朝天地准备了半年的时候，妈妈突然告诉我们，她认为丈夫的性格不适合经商，太急躁了，不懂得忍耐，她不愿给我们引荐人脉了。这下好了，我已停职在家半年，丈夫也跑前跑后忙了半年，结果却是竹篮打水一场空。

更可怕的是，我越来越感到自己什么都做不了了，每天起床就是看看美剧、买点东西，然后，一天就这么过去了，每晚临睡前，总有一种疲惫和失败感，觉得自己在虚度光阴。很多朋友都劝我，说我的专业在上海很走俏，只要我走出去，一步步来，一定会成功的。但我就是无法走出来。丈夫倒是一个豁达的人，他害怕我得抑郁症，就劝我说，生意归生意，就当我们投资人情失败了，有赔就有赚嘛，以后一定会好的。可我却越想越生气，明明是我的亲生母亲，却可以硬着心肠对我们的困境袖手旁观，太冷血太势利了！

现在，我压根就不敢去见妈妈，见到了我就紧张得要命；可不见吧，我又不知道自己的未来该怎么办，仿佛，没有她的"指导"，我真的就不知道自己该干什么了。

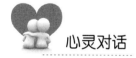 ## 心灵对话

我：当你和母亲待在一起的时候，你会感到一种无能感？

曦：嗯，先是一种紧张，然后是一种无能感。

我：我感到，当你在英国的时候，你的自我感觉还是很自信和保持着很强的行动力的。

曦：是啊，我有时上网遇到过去的朋友，她们都很吃惊于我现在的状态，以为我回国应该发展得很好的。

我：你刚回国自己找了一份工作时，听起来好像适应得也蛮好的，可后来被你母亲给劝退了。

曦：是啊，我到现在都不知道她到底是不是在替我着想。前几天，我和老公去见她，我一直喜欢穿超短裙的，我老公也喜欢我穿，可她见了就说我穿得太不检点了。更离奇的是，她自己却可以穿着薄纱睡衣在家里走来走去，一点也不顾及我

老公的感受。

我：你的意思是母亲其实有些嫉妒你？

曦：有时，我会这么想。她到底是不是真心爱我？她甚至会对我说，要是我不好好听她的话，她的房产以后宁愿给我继父的孩子，也不给我。

我：她喜欢用一种威胁的方式来控制你们之间的关系，而这种方式会让你感到愤怒和伤心？

曦：愤怒我好像不敢去感受，伤心是一定的。我记得小时候，真心希望她可以表扬我，可她永远只会说：你不要高兴得太早，要是没有我，你怎么可能成功？

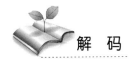

解 码

曦目前表现出的退缩、对什么都没有兴趣、心中充斥着失败感和无能感，都预示着轻度的抑郁症。通过精神分析，我们相信这一切很可能是她和母亲之间的"权力关系"导致的。

精神分析的客体关系流派认为，一个人的自我核心和他婴儿时期形成的客体关系（母子关系）有着一致性。这里我们讨论四种主要的病态客体关系类型。第一种，"依赖"类型，母亲会塑造出一种"无助"的关系姿态来，潜意识地给婴儿传递信号"你这么健康活泼，让我很无助，只有你变得无助脆弱，我才能好好做一个母亲"，诱导出孩子的一个反应，即"不论我多么聪明健康，我都需要被照顾"。这样的孩子，长大以后，会事无巨细地去请求得到别人的帮助。第二种，"权力"类型，母亲会塑造一种"控制"的关系姿态来，母亲会潜意识地给婴儿传递信号"没有我，你活不下去"，这样，母亲会诱导出孩子的一个反应，即"我是无能的"。这样的孩子长大以后，往往会感到一种被控制，缺乏自主和主动感。第三种，"情欲"类型，母亲会塑造一种"性爱"的关系姿态来，母亲会潜意识地给婴儿传递信号"你会让我在性方面得到满足"（这点往往和父亲在情欲方面让母亲失望，导致母亲把情欲转移到孩子身上有关；或者，母亲本身就有着严重的精神问题），这样，母亲会诱导出孩子的一个反应，即"我的价值只在于能否引起别人的性兴奋"。这样的孩子长大以后,关系会比较贫乏,因为,他们认为性本身就是关系,而不是关系的一部分而已。第四种,"迎合"类型,母亲会塑造出一种"自我牺牲"的关系姿态来,母亲会潜意识地给婴儿传递信号"我为你付出这么多,你欠我的",这样,母亲会诱导出孩子的一个反应,即"我需要一直感激与赞赏别人"。这样的孩子长大以后,往往会变得比较低自尊,他们无法感到自己作为一个人而被喜爱,因为,母亲给他的感觉就是他需要为照顾他的人做一些事情,否则,他将不会被爱,结果,他会花费大部分的时间来迎合别人,以维持彼此的关系。

显然,曦回国后又一次身处母亲的控制范围之内,也又一次地被诱导出"我是无能"的童年经验和感觉来。

 支 招

曦的人格存在问题,假如说我们的灵魂是住在人格中的话,也就好比说,曦没办法住在自己的里面,就是一个失格者、失所者。失格者一般会有两种表现。一种类似曦,基本上她的人格就是一个塌陷的状态、崩溃的状态。这样的人的表现其实就是"情感上无依,现实上无靠,惶惶终日,不知所止"。

另一种失格者,比较自恋,是一种不知疲倦、不知界限的工作狂,速度非常快,没有一件事情阻挡得了她,好像这个世界就是她的意志的延伸而已,而这种轻度躁狂的状态要一直等到一个"墙"的出现,才会提醒她什么是"格"。

而我作为精神分析师能够对曦做的就是通过一次次的精神分析以及给予她新的共情体验,让曦可以一次次地重新确认自己的自主感、主动感以及自信、自尊等正面的、支持性情感,从而,可以重建内心的客体关系,摆脱"我是无能的"这个从小被母亲强迫施加的人格核心信念,从而,让她脆弱的人格可以重新凝聚起来,就好像用自我认可的愉快情感重新把自己崩溃的人格一片片重新粘起来。

当我终于摆脱了父亲，却没有了方向

倾诉女主角：丽（化名），39 岁，职员

心理咨询师：陈天星

在长达一年的咨询中，丽仿佛始终处在一种紧张的状态，她时常会突然问我："我这样做是不是不对啊？你觉得我应该怎么办？"而每次当我注视着她时，心中总不免对心理的复杂抱以感慨：一位已经快 40 岁、外表漂亮、家产雄厚、家庭幸福的现代女性，却依然没有获得本应具备的自主、自信、自尊的现代心理意识和心理感受。到底是什么妨碍了她的心理成长呢？

下面是丽的讲述。

小学老师是父亲的"眼线"

我出生在一个县城，父亲是经商的，生意在当地做得比较大。在我印象里，每当他走到哪里，都会有人认识他，热情地向他打招呼和请教。但是，也可能正是这样的社会地位和身份，导致了父亲对我的教育非常严格。

我现在还记得四岁的时候，他让我背《三字经》，我有几句背不出来，他就把我关在书房里，让我在里面大声背，直到我能背出来为止。

别人都说女儿是父亲前世的情人，可在我看来，应该是前世的仇家才对。到了我读小学的时候，父亲对我的关注几乎都集中到了学习上。他利用自己的人

脉,让校长和老师多关注我,一旦有什么"不好的言行"就及时跟他通气,而他则会狠狠地"教训"我。因为这,我在学校里面都不敢大声说话、自由玩耍,生怕有什么丢人的举动被别人发现,反映到父亲那里。

小学五年级的期末考试,因为我的数学没有考到班级前三名,父亲就让我整个假期都待在家中,任凭其他同学在家门口叫我出去玩,他都不许我离开。

父亲帮我选了大学和专业

在父亲的管制下,我的童年期是不被爱的,少年期是封闭的,连青年期也是压抑的,想想还真是可悲。记得高考时,我本来想报考北京的大学,因为感到这是我逃离父亲的一个机会,可以做些自己喜欢的事情了。可没想到,父亲根本没有征求我的意见,只是询问了几个朋友,就给我选定了一所当地的大学和专业,等我知道,连志愿书都已经上交了。

四年的大学,在别人看来都是青春浪漫的经历,而在我眼里却是苦闷的挣扎。因为我长得漂亮,一进校门就有男生追求了,我很想谈恋爱,可是更怕父亲每次严肃地告诫我:谈恋爱可以,但是不能发生关系。就这样,因为我一定要守住最后的底线,追我的男生们最后都愤怒地离我而去了。

有一个我很欣赏和喜欢的男生,我们谈了半年,每次他想跟我有亲密举动的时候,我都表现得很矛盾,以致我们都感到有些美中不足。有一次我终于下定决心要把自己给他了,结果,他却说他做不到了,因为我一直以来对亲密行为的抗拒,让他压力太大了。事后,我有些解脱感,可更多的却好像是一种空虚和无能感。因为这件事,我们自然分手了。

工作和丈夫都是父亲挑的

大学毕业后,父亲继续包办着我的生活,他为我在家乡找了一份公务员的工作,紧接着又安排了几场相亲。在他的授意下,我选择了其中一位结婚了。所以,假如你问我,和老公之间有没有爱情? 我只能说很少。

一年后,女儿出生了,之后七年我的注意力几乎全在女儿身上。两年前,丈夫到上海来做生意,我辞了工作,带着女儿一起过来了。直到我快40岁了,才第一次离开父亲。我以为自己会获得自由,然而却发现自己的精神世界越来越空虚,现实世界也越来越失控了……

 **心灵对话**

丽: 不知从什么时候起,我开始越来越逃避我的父亲,只要和他在一起,我就紧张得想逃离,现在我已经很少去看他了。

我: 以往你都是顺从于他的意志,估计这种总要改变自己去顺从别人的做法,是很不舒服的。

丽: 唉,这种压抑的感觉,真会让你透不过气来,但是,你又没有办法去选择什么。

我: 嗯,是压抑的。

丽: 两年前,我突然迷恋上在网上找异性朋友,我想找到一个可以理解我的男性。

我: 你想通过认识陌生男性来解决孤独感?

丽: 是的,我想解决孤独感,但是,每次我都很失望,因为他们只是想要我的肉体。

我: 你是说你遇到的男性都只关注性的层面,而没有关注你精神层面的需求?

丽: 我是这么感觉的,但是,他们都说我不成熟,婚外情是不能投入真感情的,否则,对谁都没有好处。我很佩服自己遇到的一位男性,他社会阅历特别丰富,做事特别理性,从他那里我学到了很多。每次我们见面他都是匆忙地"亲密",然后再沉沉地睡一觉。而我则会奇怪地看着他熟睡的脸庞,心想,他开三四个小时的车来找我就是为了睡这一觉吗?他是如何做到这么有耐心的?

我: 你有被贬低和被侮辱的感觉?

丽: 有一点吧。不过,我更愿意相信是自己有问题,也就是像他说的,我不够理性,不够成熟,所以,才会在婚外关系中变得被动,变得自找没趣。

我:你想改变自己的感觉和想法,去迎合他的观念? 就好像你过去需要改变自己的想法去迎合父亲一样?

丽:或许吧。有时我就想,我开的车要比他高几个档次,我住的房子也比他大好几倍,我的学历也和他一样,可为什么他就能经常地对我说教呢?

我:可能是你潜意识中把他当做了你父亲吧?

丽:你是说我有恋父情结? 可我不喜欢我父亲啊。

我:你可以不喜欢你父亲,但是,你和他之间逆来顺受的不平等关系却是你最熟悉的,也是你最容易进入角色的剧本。

丽:你是说我在无意识地扮演着被教导的角色? 而这个教导者,也是我无意识按照父亲的形象找来的?

我:嗯,童年时你和你父亲的关系,就像模板一样,一次又一次地塑造着现实中你和异性的关系。

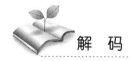

解 码

当代精神分析中的客体关系学派认为,假如我们自己是主体的话,那么,童年生活中重要的人就是客体,主体和客体形成的关系会内化到我们的心理结构中,并且,持续影响着我们现实中的人际关系。

对于丽来说,童年她的父亲总是指责她、教导她,他们之间的关系是一种主动和被动的不平等关系。在成长过程中,丽把这种不平等关系内化到了自己的心理结构中,等她长大后,就会无意识地运用这套"主动和被动"的客体关系来指导自己的人际关系。借用电脑来比喻的话,客体关系就好像指导人际交往的程序,童年时被输入,以后就一直在自动地运行,重复地塑造出和内部客体关系相似的外部人际关系。

不过,虽然"童年部分决定了一个人的人格",但拥有不幸童年的人也不必悲观。因为现代研究发现,我们可以通过努力来改变自己的内部客体关系。

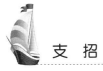
支 招

第一，通过做心理咨询，内化当前的咨询师和来访者的关系，这样，新的经验会改变原来的客体关系。比如说，我和丽在长达一年的咨询中，努力构建了一种新型的相互信任和平等的咨访关系，在其中，丽被鼓励尊重自己的感受和想法，并且，咨询师运用真诚、无条件的支持和共情（站在丽的角度去感受和思考）等咨询理念和技术去理解和支持她。随着关系的发展，丽会逐渐获得情感的矫正性经验。过去丽会无意识地害怕父亲的指责，现在，她无意识中的恐惧感会降低，取而代之的是在咨询中重新获得的胜任感（对自己可以解决问题的信心）。这样，丽就不会像最初那样，总是自我怀疑和顺从别人，而是可以找回自主、自尊和自信。

第二，通过学习和保持开放性，来提高自我意识的内容。比如，丽可以参考马斯洛的需求层次理论，该理论认为，人的需求由低到高分为五个等级，分别是生理需求、安全感需求、爱与归属感的需求、自尊的需求和自我实现的需求，那么，丽可以考虑自己当前最想要满足哪一个等级的需求，如果自己明明是想要满足爱与归属感的需求，那么，就完全没有必要被性的需求所干扰。这样，随着丽的理性意识的增强，她无意识中的客体关系也会被更多地觉察到，从而，被意识所领悟和控制。

第三，丽也可以通过家庭系统来获得帮助。从家庭角度而言，丽的精神危机也是家庭系统的危机，那么，身处系统中的每个人都需要应对。如果丽可以选择和自己的丈夫进行真诚的沟通，告诉他自己内心的需求和渴望，那么，或许丽的丈夫会做出积极的调整和应对，从而帮助丽度过危机。

自暴自弃的弟弟，让我感到愤怒

倾诉女主角：梅（化名），37 岁，经营者
心理咨询师：陈天星

作为一名心理咨询师，我越来越害怕见到梅。虽然，我们的咨询从三个月前就开始了，累计次数也已经有 10 多次了，但是，我依旧无法去推动我们之间关系的进展，也就是说她的内心一直在抗拒，我也始终无法找到她内心冲突的根源。或许，正如她来咨询时所说的，她没有什么心理问题，只是想随意做做咨询。但是，我明白潜意识中肯定有什么东西在推动着她来做咨询。

梅的父亲本来是石家庄一所工程院的设计师，70 年代被派遣到青海去支援当地的工业发展，本以为三五年就会结束任务，没想到一待就是大半生。其间，尽管梅的母亲极力反对留在贫穷的西北，但是，无奈命运的安排，伴随着无止境的争吵，梅和梅的弟弟也在青海出生和成长了。

从小，梅印象中的家庭时刻就是：父亲在读报或看书，而母亲好像有忙不完的家务活，但是，不论她在忙什么，口中总是充满了抱怨，内容也总是说父亲是个没有用的书呆子，多么的不现实，多么的不灵活，才导致自己留在这鸟不拉屎的偏远地区。而父亲呢，也不爱争辩，听着听着就一扔报纸或书，甩门出去了，直到很晚才回来。后来，随着国家政策的改变，很多和父亲一起来支援西部的朋友，要么从技术岗位提升到了管理岗位，要么得到了返回家乡的机会，但唯独父亲还在技术岗位上发展，这也是后来，母亲更加抱怨的原因。但是，父亲总会说，搞管理看上

去风光,但是,背后也要惹人的,而且,政策一变谁知道是福是祸呢?靠技术总是没错的,生活有儿有女,安安稳稳的比啥都好。而母亲听了这些后,只会说父亲迂腐和无可救药的不现实。

光阴似箭,日月如梭,转眼梅高中毕业了,她考到了上海,专业也是很热门的国际贸易。毕业后,因为自己的聪明能干加入了一家世界500强的企业,随后,又很顺利地和现在的丈夫认识并结婚,两人一起奋斗,后来又一起离职,创造了属于自己的公司。随着自己的女儿的出生和事业的蒸蒸日上,按道理,梅的生活也应该进入平静的幸福期才对。可是,尽管梅住着别墅,开着豪车,出入兼有朋友逢迎,可是梅却有着一种说不出的遗憾和感伤。那就是她的原生家庭。

梅的弟弟比她小两岁,从小活泼可爱很惹人喜欢,母亲也很溺爱他,什么家务活都不让他干,只让他一心读书,而梅呢,也是尽量什么事都迁就弟弟,比如,有什么好吃的,妈妈总会说姐姐要让着弟弟;有什么重活,妈妈也总会说姐姐要让着弟弟。于是,无形中,弟弟成为家庭的焦点,仿佛承载未来希望的王子一般。他呢,也确实不负众望考上了北京的重点大学,学习的也是比较热门的电子设计,毕业后,也和同学一起创业,搞了一个小的软件公司。一切都发展得有声有色、前景无穷的样子,但是,遇到了互联网泡沫,结果,公司破产了。本来,破产了就破产了,就好像战场上胜败乃兵家常事,总结教训,等着东山再起就好,况且,这时候的他还很年轻。但是,谁也没想到的是,弟弟竟然选择了回到青海老家,更加让人匪夷所思的是,弟弟说他得了慢性胃炎,不适合再创业了,而当地体制内的工作他又觉得压抑无聊,还不如不做。于是,弟弟这些年白天就在外面随便打打工,今天给这家企业做个软件,明天给那个公司解决个网络难题,凡他服务过的客户都很认可他的能力,也都劝他成立个公司,耐心干一定很赚钱的,但他总是说心强命不强,身体这样,啥大事也不敢想了。一到晚上就上一些网络论坛,讨论一些时事政治,针砭时弊,不知不觉地竟然也成了一个有名的论坛的版主。同样的,岁月无情,年华老去,弟弟转眼已经35岁了,还是单身,而且一事无成,母亲一提起这点就老泪纵横,父亲则当养了个败家子,任其自生自灭,梅作为姐姐,也是被这斩不断、理还乱的亲情所折磨。

梅说她现在都害怕回老家,因为,总是不免要和弟弟冲突。她说她记得很清楚的是上次回家：那是刚过完年后的一个大雪的日子，她和母亲在家里包饺子。因为弟弟有慢性胃炎，而他自己认为吃素可以控制，所以，母亲就要给他单独包素馅的。本来，梅已经感到生气了，因为，弟弟已经 35 岁了，还要这样麻烦父母，但是，看到母亲一心护犊的可怜也就不说什么了。可是在下饺子的时候，她无意地把素馅的和荤馅的给下混了。结果，弟弟说他不吃了，要到外面和朋友一起吃去，这时，母亲赶忙说，等等我再给你现包几个。梅终于爆发了，指责弟弟这么大了，还不懂得孝敬父母，一身本领就被个小小胃炎所拖累，纯粹是自欺欺人，哪里是什么生病了，就是害怕面对失败罢了。整天上网讨论那些有用没用的政治，自己这么大了，连个老婆都找不到，学政治有个屁用，当个烂版主有个屁骄傲的。梅也不知自己哪里来的这么大的火气，说得弟弟脸通红，眼泪都开始打转，终于，坐不住了，一摔门，走了。这时，气氛一下子冷了下来，梅也不知该干什么了，毕竟，弟弟和父母一起生活惯了，自己才刚回来。这时，母亲突然忧伤地说："你骂得好，也许我确实是太惯着他了。不过，今天，我就想一家人高高兴兴吃个饭，你就不能明天再骂？"然后，母亲穿起衣服，要到外面去透透气。雪地中，梅看着母亲的背影，也看到母亲的足迹中，隐隐约约有着眼泪消融的痕迹。

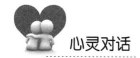

心灵对话

我：我们咨询也有一段时间了，但是，我感觉我们的咨访关系建立得不是很稳固，你好像并不信任我。

梅：（惊讶）有吗？这可能是因为我本身就没有什么大问题吧，只是想随意做做咨询，探索下自我而已。

我：我注意到每当我们之间出现冷场的时候，你总是会很快开始下一个话题，以至于有几次我什么也没有说，这是为什么呢？难道你担心我无法回答你的问题？

梅：有吗？嗯，面对你我好像是有些滔滔不绝的样子。现在想想可能是我担心你要是回答不出，会很尴尬吧。

我：你的意思是你在照顾我的自尊心了，也就是说你担心我的咨询能力了？

梅：（有点脸红）老实说，从我第一次见你，就感觉你可能解决不了我的问题，但是我又担心直接说出来，会打击你的自尊心。

我：现在说出来，会不会有些轻松呢？你看，我还是我，并不会因为你的真诚而贬低自己或者愤怒。

梅：嗯，谢谢你，我一直以为我要是说出来你会承受不住，没想到你可以这么坦然地接受并继续和我讨论。

我：那假如今天我要是不去讨论我们咨询的感受，你认为我们的咨询会发展成什么样子？

梅：我可能再坚持一两次，然后，就要求退款吧。

我：你就没想过在我们关系破裂之前，主动地进行一些真诚的沟通？

梅：我想主动啊，但是，一想到要是我把真实的感受告诉你，我担心你从此会很自卑，甚至，无法再面对你的工作和生活。

我：谢谢你照顾我的感受。那么，这种感觉除了面对我，在你的经验中，还有面对谁的时候会有呢？

梅：嗯，你不说我还真没发现，那就是面对我弟弟的时候会有。

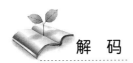

解 码

从精神分析的角度而言，梅在和我的咨询关系中产生了强烈的移情，也就是说梅在潜意识中把我当做了她的弟弟。那么，通过分析移情就可以发现，梅一直认为自己的弟弟比较无能，不能承担责任，而且，自尊心很强，不能接受失败。所以，她在和自己的弟弟沟通的时候，总是会压抑自己的真实情感，而去刻意地迎合弟弟的自尊心。但是，当她这样做的时候，弟弟难免会感受到一种姐弟情感上的疏远，那么，无论姐姐在语言上怎么表达对他的关心，他都会认为姐姐只是虚伪地在尽一种家庭义务而已，而不是真的关心他。这也正是我作为咨询师感受到的，也就是梅并不是真的关心我们之间的咨访关系，而只是想把咨询敷衍地做完而已。当然,梅的情感要是到了压抑不住的时候,也会爆发,正如她记忆中的饺子事件一样,她会表达她的一些真实想法,但是,因为方式过激,只会导致更大的误解和姐弟关系的破裂。这点也同样表现在我和她的咨询中,当她到了情感压抑不住的时候,她也会爆发,那就是尝试停止咨询,当然,这也会对我和她之间的关系造成破裂和伤害。

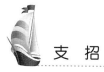

支 招

所以,治疗的重点就是要通过解释梅对我产生的移情,而让她意识到,她可以对弟弟表达一种失望,而无须太担心弟弟的自尊心。也只有当她能够接受对弟弟的失望感之后,她才能看到弟弟的其他优点,比如弟弟的技术不错,人缘广泛,政治意识蛮强,而这些都可以让她更全面地看待自己的弟弟,从而,减少偏见,沟通起来更加轻松有效。

果不其然,梅说她把在咨询中获得的顿悟应用到了姐弟关系上,她坦率地和弟弟进行了一次沟通,替他分析了他目前的困境和优势,表示对他的技术和政治眼光的欣赏(梅说她突然觉得政治眼光也是一种很难得的领袖品质),并且要拿出一笔钱来给他作为风险投资。梅说原本她就一直想给弟弟钱去创业,但是一直担心他的自尊心而不敢提,没想到这次她这么一提,弟弟很感激地就答应了。我告诉她,这是因为她内心真正接受了自己弟弟的缺点和优点之后,不用再隔离自己的情感,这样,会让自己的弟弟感到一种个性被接纳、被信任的自信和快乐,那么,他当然会接受来自姐姐的支持了。这也正如我和梅之间的咨访关系,当她信任我之后,我们的关系就大大地向前推进了一步。

爱情篇

穷小子坚持与小公主分手

倾诉男主角：喆（化名），32 岁，职员
倾诉女主角：丽（化名），28 岁，职员
心理咨询师：陈天星

那天，一对恋人一起走进咨询室，女孩子有一张白皙的面庞，大大的眼睛，一头卷卷的长波浪，打扮得很精致，像一个时尚的洋娃娃，但是，她的眼中却闪着晶莹的泪花；男孩子身材瘦高，挺拔的鼻梁上架着一副金边眼镜，看上去很斯文，可神情中却透出一丝怯懦和暗淡。

丽：我与喆是一年前结识的。此前我也曾交往过几个男朋友，但没过多久都分手了，他们说我太"作"。

我父亲经营着一家很大的私人企业，母亲是家庭主妇。我的童年是很快乐的，那时父亲的企业虽然刚起步，但是父亲对事业踌躇满志，对家庭也非常关心。母亲为支持父亲，辞了工作，几乎把自己都奉献给了家庭。作为家里唯一的孩子，那时的我就像一个小公主。

可惜，随着父亲的生意越做越大，身边的女人也越来越多。当中有一位，成功地让父亲给她买了房子，并且保持着长期的关系。后来妈妈知道了，可她为了这个家，为了我，选择了睁一只眼闭一只眼。开始，我并不明白为什么母亲越来越沉默、忧郁，后来才知道了这件事。我不能接受曾经那么疼爱我的父亲会做出这样的事情！我冲到那个女人住的地方去闹，也曾到父亲的公司去当面指责父亲。同

时,我的成绩一落千丈,性格也变得封闭、抑郁。最终,父亲放弃了情人回归家庭。

后来我考上了重点大学。在读书期间我曾经也谈过几次恋爱,但都没能维持下去。每次在关系进一步时,我就会变得"作"起来,仿佛非要在两人之间设置很多考验,只有对方通过这些考验,我才能够放心。可惜,在喆以前,没人能通过。

我与喆是在网络上认识的。喆打字很慢,也不善于与人搭讪,我们之间一直是我比较主动。后来我发现在现实中喆也不善言辞,可正是他的这种木讷、斯文和老实,让我非常放心。而且,喆对我很包容,几乎无条件地满足我的一切要求。我第一次感到,自己对一个异性能够放下心防。

当我把喆带回去时,父母却表示反对,他们觉得我们之间门不当户不对。可是,我不缺钱,我需要的只是一个能让我有安全感的人。在我的坚持下,我父母勉强同意了我们的婚事。

可没想到的是,就在我们已经订婚,结婚请帖也已经发出去后,喆却突然提出了分手,无论我如何哀求,他都说我们无法继续下去了。

喆: 是的,我觉得我与丽之间还是分手比较好,因为我觉得自己无法成为她期待的那个人。

我的父母都是普通工人,我们一家三口至今住在一个两室户里。相比于丽,我家的条件差多了。但母亲从小就很疼爱我。从小到大,吃饭穿衣就不用说了,连书包都是母亲每天替我收拾好的。从幼儿园开始直到上高中,母亲每天风雨无阻地接送我,因为她担心我被别的孩子欺负或者被车撞到。为此,我常常被其他同学取笑为"离不开妈妈的奶娃"。后来,我对母亲说,如果她再去学校接送我的话,我就不去上学了,母亲才停止了接送。

与丽相比,我只考上了大专。不过,或许因为我长得不错,也比较乖,从小就比较讨人喜欢。读书时,曾经有女孩子追求我,被母亲知道后分手了。与丽的结识非常偶然,可以说,一直是丽比较主动。

开始,我很喜欢丽的漂亮和大气。和她交往让我的生活变得丰富多彩起来。丽鼓励我学习管理学和外语,希望我以后继承她父亲的公司;丽还带我出入高级场所,培养我的气质和品位。

可与丽的交往也让我越来越有压力。比如,一旦我们争吵,不论对错,我都要主动认错和求饶;约会迟到就是没有管理时间的商业头脑;没有在大街上下跪道歉就是对她还不够珍惜……我感觉越来越不自在。可每次我提出异议,丽总是说,你看,我为了你顶住了父母的压力、别人的非议,你难道不该回报我吗?我也不喜欢丽的父母,他们看我就像在看一个骗子。更别提一些人,酸溜溜地说什么:"你小子有眼光,娶了丽,能少奋斗十年吧?"

母亲曾反对我与丽的交往,她觉得丽就是一个娇小姐,我会受气的。果然,我们之间的相处越来越证明母亲说的话是对的。

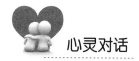 ## 心灵对话

(与喆的对话)

我:你觉得如今你与丽之间,最大的障碍是什么?

喆:说实话,现在我面对她会感到恐惧。

我:这种恐惧感,你以前在面对什么人的时候也产生过呢?

喆:我母亲。太相似的感觉了。我记得自己都读高中了,有次放学,我妈就站在校门口,我当时就感到一种恐惧,我想我完了,这辈子都离不开她了。

我:你的意思是,你妈让你产生了一种无能感。

喆:太对了,一种无能感。很多时间我都在想,究竟是我天生就软弱得不像个男人呢,还是我妈让我变得软弱?我甚至在想自己就像温室的花朵,被剥夺了接受锻炼的机会。

我:你能举个发生在你和你母亲之间的例子吗?

喆:就说最近吧,我妈每天早晨都会出去买早餐,她总会问我一句:你是吃包子呢还是油条?假如我说包子,她就会说还是油条好;我要是说油条呢,她又会说包子好。

我:仿佛她在无意识地用她的意志来代替你的。你是怎么办的?

喆:我后来就说什么也不需要。然后,她又会说我不懂得生活,根本离不开父母的照顾。

（我转而与丽对话——）

我：你是不是无意间代替了喆的母亲的角色呢？

丽：怎么可能？我一直都小心翼翼地照顾着他的自尊心，我只想给他更多的信心。

我：你的意思是喆应当理解你的付出并且表示感激？

丽：那当然，先不说我为他做的那么多事，就说最现实的，我都顶住了父母和周围人的反对，决定下嫁了，他还不应该感到很有面子？我相信就算我们现在有问题，结婚以后也能克服的。说白了，他就是缺乏信心，不像个男人！

（我转而问喆——）

我：听了丽的话，你的感觉是什么呢？

喆：恐惧。我知道和她结婚是很有面子的，但是我总担心她的付出我无法偿还。

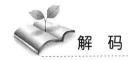

解 码

这显然是一对人格都不成熟独立的恋人，从某种程度而言，他们分别是各自家庭的牺牲品。

对于丽而言，她和喆之间的关系模式是"迎合"，也就是说丽在意识层面上通过"自我牺牲"来主动帮助喆去发展事业和人格，看似不要求回报，但是在她的潜意识层面，她传递给喆的信息却是"我在迁就你，你欠我的"，从而，诱导喆做出感激和赞赏的行为反应来。而这也间接地反映出丽在面对亲密关系时内心的脆弱和自卑：因为她怀疑自己内在的价值，所以，通过牺牲自己的社会地位和外貌来换取喆的感激和赞赏，以此来留住喆。这种迎合的关系模式的选择，自然和丽的父母有关。因为丽父亲的出轨，让丽对亲密关系产生了极大的怀疑，而丽的母亲因为考虑到丽的成长，选择了自我牺牲，从而，让丽潜意识地感到自己欠母亲的，于是，丽会去感激和赞赏自己母亲的做法，也就逐步认同了"迎合"这种亲密关系模式。

对于喆而言，本来他和他母亲之间的亲密关系模式是有关"权力"的，就是说喆的母亲在意识层面要去帮助喆，而潜意识层面传递的信息却是"离了我，你活不下去"，从而，诱导出喆的无能感。这种无能感让喆越来越感到痛苦，并且在现实中他已经开始对母亲做出挑战，希望争取到自己的独立空间。所以，喆想找一个内心强大、可以理解他、给予他信心的女孩。但是，喆没有想到他会遇到丽，一个外表强大、内心却比他还自卑、比他还需要爱的女孩。交往之初，丽表现出的慷慨大度、善解人意，让喆误以为丽是无条件爱他的，但是随着交往的深入，喆发现丽在付出的同时，也在不断地索取他的感激和赞赏，潜意识也不断地传递出欠债要还的压力——这一切让原本内心就很弱小的喆变得更加恐惧。

 支 招

最后，丽和喆通过咨询，对彼此有了更深的理解。喆告诉丽，他感激丽为他做的一切，但是，他真的没有能力和勇气去成为丽想要他去成为的那个人，他只想过眼前能看到的生活，哪怕平淡，只要轻松就好。丽也感悟到自己其实并不是真的喜欢喆，而只是认为喆比较老实软弱，不会背叛她，让她感到安全而已。更重要的是，丽通过反思自己和母亲的关系，感悟到母亲当年不应该为了迎合她的成长需要而妥协。因为，假如母亲当年选择了自立、自爱、自信，那么，她作为女儿，自然也会选择成为母亲这样的女人，如今的她也就不需要想方设法地去挽留一颗和她差不多脆弱的男人心了。

我被准泰山的三棒砸晕

倾诉男主角：斌(化名),29 岁,职员

心理咨询师：陈天星

斌一走进咨询室就热情地握住我的手,开口就由衷地表达对我留学经历的佩服和对咨询效果的期待。我一边抱以感谢的微笑,一边有些迷惑地抬头看着这个英俊的年轻人,心想,他对我如此推崇,是为什么呢? 毕竟,我们之间并不熟悉。

下面是斌的叙述。

父亲创业失败逼我发奋

我是一个内心自卑的人,但是连我自己都吃惊于我的进取心。这可能要从我的家庭说起。

我的父亲出生在上海郊区,他们兄弟姐妹一共有六人,但是,只有他一个人凭借着聪明和努力读了大专。毕业实习的时候,他认识了我母亲。当时,母亲是上海市区人,外公在某事业单位当个小领导。父母结婚后,外公就想办法把父亲的工作调动到了市区一家国有企业里做会计。我记得小时候家里条件蛮好的,我有很多别的小孩所羡慕的玩具,父母也经常带我去公园玩。

但是,好日子就在我上小学前结束了。那时候,很多人开始下海经商,父亲在单位干了六七年也没有什么晋升的机会,他就想干脆也下海自己干。起先外公和

母亲都不同意,觉得风险太大,但是,后来眼看着那些下海的同事都赚了钱,也就壮着胆子支持起父亲来了。于是,父亲借钱买了一辆车也跑起了运输。

可谁也没想到,就在父亲辞了职、借钱买到车、刚雇了司机开始运营的时候,却发生了车祸。车翻了,货给烧了,司机也残废了。接下来就是打官司、赔钱。总之,从此我家失去了欢声笑语。外公和母亲总是埋怨父亲本事不大非要逞强,结果落得如此下场;父亲呢,自怨自艾,总是感慨命不由人,变得沉默寡言起来。后来,父亲只得通过外公的关系找了一个临时工的工作机会,就这么打发日子了。

经历了这么一个转折,我的生活也发生了很大的变化:以前一直是众星捧月的我,现在一下子变得形单影只了;以前总喜欢拿着玩具跟邻居小朋友炫耀,现在只会一个人偷偷在家里玩;以前我很享受爸爸妈妈的表扬和赞美,现在却发现他们都忙于自己的事情而不再理我。于是,我心里暗暗告诉自己,一定要争气,不能再让父母失望,要让这个家重新充满欢乐。

也可能真的是物极必反、过犹不及吧,我越是内心激励自己、拼命学习,成绩却越是上不去。以至于小学五年级我就戴上了眼镜,老师也在家长会后偷偷劝告父亲不要让我有太大学习压力,要多和其他同学来往,以免太死读书了以后心理有问题。

还记得那次家长会后,父亲跟我说,要不是读书的料,就放松些,以后随便干点什么也行的,没必要非要出人头地,健康平安地做个普通人也不错。可我偏不信这个邪,死读书就死读书,我相信努力总是会有回报的。后来,我虽然只读了大专,但工作后,我也通过自己的努力完成了专升本,现在还在读一个名校的网络研究生。

女友愿帮我,我却犹豫了

我这次来咨询的问题其实是有关我和女朋友的关系。虽然,我内心对自己不满意,但是现实中还是有蛮多女孩子喜欢我的,主动追求我的也不少。以前我一直都是以事业为重,觉得现在遇到的女孩层次都一般,也就随便谈过几次恋爱。

但是,这次这个女朋友是我喜欢的。她是我在工作中认识的,套用现在的话说,如果我是"屌丝"的话,她就是"白富美"了。她也很喜欢我,但是她担心她的父母会不接受我,因为,我是大专出身,没有读过正规的本科,而且,我家也拿不出新房的首付。但是,我们是相爱的,于是,我们达成了一个协议:她给我两年时间,我用来证明自己。

过去的一年半中,是我最快乐的时间了:爱情上与女友心心相印,工作上连升三级,公司甚至要送我到欧洲总部去培训。不过出国培训的机会被我拒绝了,我怎么舍得离开女友呢?学习上,研究生也在有条不紊地读着,导师甚至夸我聪明,可以把理论和实际结合起来考虑问题,而不像其他一直待在象牙塔里的学生,只会纸上谈兵,不会实际应用。

然而,就在我俩距离收获爱情的道路越来越近的时候,女友突然告诉我,她的父亲要见我。也难怪,我们交往都一年半了,她父母怎么也该知道了。虽然我做好了最充分的心理准备,但没想到,她父亲一见面就真给我来了三棒:一棒说我是专科毕业,不是名校出身;二棒说我家庭条件一般;三棒就比较现实了,说我要是拿不出 50 万的房贷首付,就赶紧分手。

我心想完了,看来爱情是美好的,现实是残酷的,这三个条件我一个也无法实现,看来只有分手了。但是女友不甘心,偷着告诉我,她可以想办法借到 20 万,只要我再想法借到 30 万就好。其实,我现在年薪 15 万左右,未来半年还会有一次大的晋升,筹到 30 万还是可能的。可我想就算借到了,我又怎么敢砸进去呢?毕竟,还有前面两棒等着我呢!可我也是真心喜欢女友的啊!你说我该怎么办呢?

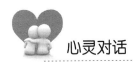 心灵对话

我:你是怎么看待你父亲当年处理危机的态度的?

斌:不像一个男人。我还记得当时我妈说我爸,农村人出身就是没见过世面,光想着挣钱,也不掂量掂量自己的本事。而我父亲也可能是因为花了妻子娘家的钱,就显得特别嘴短。

我:你的意思是希望父亲振作起来,不要怨天尤人地相信命运和出身这些

东西?

斌：唉，你说得对。而且，他自己被打败不说，还要来干涉我。尤其小时候，每当他对我说什么"不要拼命读书了，你就不是读书的料，做人要认命"的时候，我就很抓狂，真想对他说："王侯将相，宁有种乎?"可我知道，说了也只会换来他对我的讽刺和嘲笑。

我：可你现在不也像你父亲一样在困难面前退缩吗?

斌：唉，你又说对了。这次女友也这么说我，她说："我都愿意跟你了，你还犹豫个什么，像个男人吗?"其实，我内心何尝不知道自己的野心啊，而且，自己的付出和回报也是真实的，这么多年的孤独和刻苦，我容易吗? 可是，不知道为什么，临了却偏偏就是鼓不起勇气去相信自己和我们的未来。

我：就好像在足球比赛中，你晃过了所有人，就差临门一脚的时候，却鬼使神差地射丢了。

斌：这个比喻很恰当，对我而言，比射丢了更可悲的是，我因为犹豫，结果自己带球出线了。

解 码

从精神分析的角度看，斌目前对自己身份的不确定感，对爱情目标的犹豫感，对自己能力的不信任感，都源于童年他对父亲这一权威的质疑。

对于一个男孩来说，他的人格会在父母的共同影响下成长。首先，男孩的本我能量会指向母亲(目标)，但是，这时候他会感受到来自父亲(权威)的惩罚，于是，男孩感受到了焦虑。为了防御这种焦虑，男孩想了一个办法，就是先去模仿自己的父亲，通过认同他的思想和行为来成为他这样的男人。

然而在斌这里，却因为对父亲的失望，对父亲这个权威产生了怀疑，进而对自己也产生了根深蒂固的不确定性。于是，斌的意识和潜意识出现了冲突。意识层面，他知道自己可以去冒险，可以去相信自己通过努力得来的文凭和实力，能够带给女友幸福。但潜意识层面，他虽然质疑父亲的理念，但确实也受到了父亲的影响。如果他直接选择了女友，那么，等于嘲笑了父亲(权威)，杀死了精神上的父亲，因为，在他父亲看来"出身"是很重要的，"命"是很重要的，一个人再怎么奋斗也改变不了这些先天注定的东西；可如果他放弃了女友，那么，等于认同了父亲(权威)，也就成为了自己当初看不起的形象。于是，斌陷入了一个精神的困境。

支　招

按照精神分析的原则，斌需要做的就是"潜意识意识化"，即通过意识层面理性的分析把潜意识层面情感的恐惧给化解掉。也就是说，让斌意识到，自己的父亲确实有他的局限性，一个男人如果想要真正成长起来，就必须从模仿父亲到超越父亲，得到更高层面的权威的认可，更重要的是得到时代精神的认可。

她一会像天使，一会像恶魔

倾诉男主角：宇(化名)，35岁，公司经营者

心理咨询师：陈天星

眼前的宇高大挺拔、器宇轩昂，面貌气质很像某个港台的电影明星。我预感到，他的故事或许会很有戏剧性和情感张力。果不其然，他和情人琪的组合堪称心理学中不同人格的"绝配"。

下面是宇的倾诉。

童年——父亲暴力，母亲软弱

我出生在一个小城市，家族世代掌握着一门手工艺，也算当地的一个名门。然而也因此，我爷爷后来被批斗，不久抑郁而死。父亲虽然得到了爷爷的真传，但从来不敢展露，从我有记忆开始，他就是一个阴郁的存在，而且，他确实是用暴力的方式来教育我的。母亲给我的印象不深，就是一个逆来顺受的传统女性，只要父亲说了什么她都会照办。父亲打我的时候，她从来不会保护我，我只好一个人偷偷地跑到离家比较远的地方，哭完了才回家。

改革开放后，父亲重新用家族传承的手艺获得了"一绝"的称号。这时，他想要教我，但我选择了拖延，并通过报考上海的大学离开了家。或许我当时心里想证明给家人看：我离了你们也是可以成为"一绝"的。为此，我相当用心地学习。

大四下半学期社会实践时，我就跑到温州开起了网店。通过没日没夜的打拼，我在毕业后的第一年就成了千万富翁。这几年做下来，在经济上也算小有成功吧。不过，我今天要说的是自己的情感生活，也是来咨询的目标。

妻子——我怕离开，她会活不下去

我的老婆是我当时在温州创业时的员工。当时我一心扑在事业上，对异性好像没有什么特别的感觉，对她好像也没有太在意。有次晚上加班到很晚，其他员工都走了，就剩下她一个，我感觉自己应该送她回去。

清冷的夜晚，我们在昏黄的霓虹灯下慢慢地走着，无意中聊到了各自的家庭。她说自己的家庭不幸福，父母从来没有给过她爱，高中毕业后，她就独自一人出来打工了。她的话，让我联想到了自己的家庭，蓦然地，有了一丝同病相怜的感觉。到了她的住所，我发现相当简陋而且不够安全，内心不免涌上了一丝不忍。于是，我安排她住到了公司附近。

就这样，我们之间似乎在普通的老板和员工之间，多了点什么。有一次，我在庆祝公司成功的宴会上喝醉了，不知道为什么，突然想到了她，就跑到她的住所，与她发生了亲密关系。

第二天清醒过来，我相当后悔，感觉非常尴尬。她见我这样，告诉我不必内疚，她以前被人强暴过，不是处女，所以我不需要对她负责。可是，知道了这事以后，我反而感觉自己不能离开她了，这么一个可怜的女人，我要是在伤害她之后又离开的话，她一定会活不下去的。于是，我们就结婚了。

然而，我们之间确实存在着许多距离，文化上的、性格上的。我始终无法与她培养起浓烈的感情，但是因为我们之间有了儿子，我又很难下离婚的决心。

情人——一提分手，她就自残

我现在的情人琪（化名），是我公司的一个客户，彼此有些业务往来。认识差不多两年后，有次她约我出去喝咖啡。她告诉我自己很空虚，男友是个赌徒，经常骗她的钱,还打她。我当时难以想象这么一个聪明漂亮的职场女性会有这么悲惨的命运。于是,尽量地安抚她。后来,她又约了我几次,不知不觉地,我们就有了亲密关系。

她是一个如此美妙的女孩,漂亮、温柔、知性,更重要的是她崇拜我,在她那里我能得到一个男人生理和精神上的双重满足。正在我越来越喜欢她的时候,突然,一件事让我产生了恐惧。一天她的男友不知怎么就知道了我们的事情,然后,约我出去谈。我去了,他告诉我,其实他是因为琪而离婚的。他原本也算一个富二代,在一次宴会上认识了琪,后来琪主动追求他,而他顶不住琪的攻势就离婚了,准备和琪结婚。但是,这件事惹得他事业有成的父亲大发雷霆,从此断绝了与他的关系。随着富裕生活的消失,琪竟然不再提结婚的事情了,对他的态度也从疯狂的爱,变成了疯狂的贬低,以至于他只有通过赌博和喝酒才能抵消自己的失败感。那天,他请求我不要带走琪,说这是他唯一还活着的理由。我听后大为震惊,当场打了电话叫来琪,想要对质。琪来了后,冷冷地告诉我不要理会她的男友,她现在爱的是我,无论如何都会和我在一起。琪的前男友,一听这话,竟然拿起啤酒瓶狠狠地朝自己的脑门砸去,当场鲜血直流,人也昏过去了。我想打120,可令我万万没有想到的是,琪竟然告诉我:"别管他,死不了的。"然后,琪打了她男友家人的电话,让他们来处理。打完电话,琪竟然扭头走了,留下我一个人处理这荒谬的一切。

这件事之后,我不敢再想象离婚后和琪结婚,甚至想要和她分手。但是,琪死活不肯,一哭二闹三上吊,光当着我面用菜刀砍自己的手臂就有两次。我想不通,她既然可以对男友见死不救,那么,为何就不能狠心和我分手呢?后来,我实在怕得不行,就躲起来了。她又跑到我公司威胁要让我身败名裂。没办法,我只好把公司低价转让,然后把转让费中的一部分给她买了房子作为补偿。终于,有段日子太平了,我也计划着东山再起。没想到半年前,她又突然出现了,还是那么温柔和体贴,那么崇拜我,甚至也不再逼我离婚了,说只要维持情人关系就好。

现在我的问题是:一方面,我不想离婚,老婆也默认了我外面有情人的事实,但是不揭穿、不理会,各过各的,这让我很内疚,感觉自己对不起家庭;另一方面,我又不知道自己和琪会怎么样,她一会儿像天使,一会儿像恶魔,我实在不知道该怎么办了。

 **心灵对话**

我： 你的情感经历听起来真的是让人惊讶啊。有个细节我想问你一下，你价值千万的公司，就这么低价转让了，你一定感觉很痛苦吧。

宇： 这个还好，因为我相信给我五年时间一定可以再打造一个同样规模的公司，我有这个能力。只是现在我经常感觉到累，尤其是和琪的关系太耗精力了。

我： 那是当她是魔鬼的时候吧。当她像天使的时候，你会感觉到激动吧？

宇： 这倒是，当她像天使的时候，给我温柔和支持的时候，我真感觉自己是天下最强大的男人，要什么就会有什么，什么都不怕。

我： 是因为这个才下不了决心断绝这段关系吗？

宇： 应该是吧。

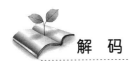 **解　码**

从精神分析的角度去观察，我们会看到宇和琪人格的互补性，简单地说，就是自恋型人格配对了边缘型人格，两人在潜意识层面有着极强的情感吸引力，虽然，结局往往是两败俱伤。

自恋型人格的突出特征有：全能感，对自己的能力有着无比夸大的倾向；极度渴求赞美和认可；时常渴望无限的成功、权力和完美的爱情；人际关系肤浅而混乱。对比宇，我们会发现，宇拥有很强的全能感，尤其表现在对创业的判断上，对于一家千万元的公司，说转让就转让，认为可以随时东山再起。现实角度而言，宇有些夸大自己的能力，因为他过去的成功必然是多种因素造成的，包括天时地利人和，绝非只是个人能力就能造就的。而且，宇在对待女性的态度方面显然有着"拯救者情结"。

另外，宇对赞美和认可的需求也很大，这也使他无意识中需要琪的动力。他虽然说要对家庭负责,但是他无法和妻子发展出亲密感;他也对琪说过爱,但是这种爱的关系也停留在表层,而没有亲密感和承诺的参与。

边缘型人格的突出特征有:疯狂地努力避免真实或者想象中的被抛弃,于是会无休止地去寻找跟自己合适的另一半;内心世界分裂为全好或者全坏的状态,即非黑即白,并且同一时间只能保持一种状态,而无法理解有好有坏、既黑又白的整合状态;情感相当敏感、不稳定;一再的自杀威胁和自伤行为;长期感到空虚。对比琪,我们会发现,琪在不断地寻找一位完美的照顾者,一个能够付出自己全部并且无处不在的人(她会要求情人离婚),而恰恰是这种寻找导致了琪(边缘性人格)找到了宇(自恋性人格)。

琪疯狂地渴求被男人保护和爱抚,宇则展示出无比的自信和勇气,尽管这种自信所掩盖的是内心的不安全感,但是,它能够迎合琪的渴望。然而,当琪的内心世界对一个人的印象从全好变为全坏的时候,她会感觉自己是个"被迫害者",于是,防御性的攻击也就开始了。这一点,很清楚地表现在琪对待前男友的态度上。这也回答了为何宇会吃惊于琪竟然可以对前男友见死不救,却无法做到和自己分手的原因——因为在琪的心中,他还没有变成全坏的那个形象。最后,琪内心永远无法填补的空虚和空洞,导致她和宇的关系缺乏目标和长远的打算。

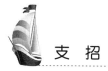

支 招

国际上对自恋型人格的系统研究是从 20 世纪 80 年代开始的,已有的经验证明,改变一个人的人格是相当有挑战性的工作,所以,我建议宇选择长程的精神分析来慢慢修通他的全能自恋。通过近一年的咨询,宇慢慢地提高了对自我的认识,意识到自己的童年经历给自己人格带来的缺陷,通过和咨询师发展出的真诚深入的人际关系,他洞察了自己内心对赞美和爱的渴望,也发现这种复杂的情感是琪无法给予的,除非琪也可以得到同样的领悟。

宇尝试着带琪来做咨询,但是,琪拒绝了。后来宇告诉我,他们的这段关系在宇结束治疗一年后,不了了之了。而宇对于这样的结果深深地舒了一口气。

难道做第三者是我的宿命？

倾诉女主角：珊（化名），26 岁，投资顾问

心理咨询师：陈天星

珊看上去是一个完美的女孩：气质灵动，外表漂亮，并且有着令人羡慕的工作履历。但是，我随即提醒自己，这个世界上没有完美的人，每个人内在世界的痛楚也是同样的真实和自然。就好像走进这咨询室的很多人，即使拥有了容貌、金钱，甚至权力，但未必就是幸福的。

下面是珊的倾诉。

在我两岁时，父母分开了

父母在我两岁的时候就离婚了，从此，我就和妈妈一起过。妈妈出生于一个大家族，外婆是一个上校的私生女，新中国成立前家人都离开了，只有她留在了祖国大陆。因为这层"海外关系"，当年她吃了很多的苦，后来嫁给了一个上海本地的农民，一连生了三个女儿。母亲有次告诉我说，外婆的苦命都是因为外婆的妈妈当年非要跟人家当官的好，以为可以过上富贵日子了，结果呢，不仅没让女儿过上好日子，反而害了她一生，真是作孽呀。

爸爸据说也是大户人家出身，爷爷是个民间艺术的传承人，新中国成立后，被派到全国各地汇报演出，后来，不知什么原因，就再也没有回上海了。这可能也是

我妈嘴里父亲自私冷漠的原因吧,她认为我爸家族都有这种不负责任的艺术家气质,而这也是导致他们离婚的原因。小时候我对父亲没什么印象,他也不经常来看我,一般都是我过生日了,他才会来送我一些礼物。妈妈说他是一个自私冷漠的人,只知道研究自己喜欢的东西,却不懂得多赚些钱,让家人日子好过些。

虽然父母分开了,但我的童年也蛮快乐的,因为妈妈家族的人都很喜欢我,当然,也可能因为都是女人吧,所以,我感觉自己在人际交往上会有些过度敏感,也很在意别人对自己的看法。虽然,也有别的小朋友说我没有爸爸,但是妈妈总会说,没事,以后给你找个有本事、有钱的爸爸,让别人都不敢小看你。可话虽然这么说,妈妈还是因为担心再婚会伤害到我,一直保持着单身状态,即使很多优秀男士都向她表达了爱意。

把配不上妈妈的后爸"作"掉了

直到我升上了重点高中要住校了,妈妈才接受了一位男士的求爱,重新组织了家庭。但是,我总感觉他既不富有,又有些土气,根本配不上我漂亮能干的妈妈,于是总是会找些机会来挑他的刺,这样就使得我母亲很尴尬。虽然,母亲有几次背地里告诉我,她还是蛮喜欢这个男人的,人虽然穷了点,但是为人不错,对她、对我也很好。于是我就质问她:"你不是说要给我找个有钱的后爸吗?"母亲听后露出一丝无奈就再也不回答我了。

高考后,事情就发展得不可收拾了。本来我的成绩一直都很好,按照我在年级的排名,可以考个很好的大学,但是,谁也没有想到,我第一年的高考彻底失败了。随后我就生病了,在家里休学养病。医院诊断我是抑郁症,但其实我是知道的,很多情况都是我自己"作"出来的。母亲可能也是觉察到了什么,最后选择和我的后爸和平分手了。我当时表现得很开心,安慰我妈说,不要担心,就算你老了嫁不出去了,我也给你找个富贵女婿,让你开开心心地养老。但我记得母亲听了这话后,只是露出一丝苦笑,并没有多说什么。

第二年复读后,我果然考上了一所名牌大学,也如愿以偿地念了经济专业。四年的本科学习再加两年的硕士学习,我都很投入,甚至可以说没有花多少心思在谈恋爱上,主要原因就是我觉得学生都是比较穷的,谈恋爱谈到最后也不一定能结婚,何必浪费时间呢?

我身边总是围绕着已婚男人

现在呢,我如愿以偿地进入了国际顶级投资银行工作,可以考虑个人问题了,可问题也出现了。我惊奇地发现,我喜欢的男人都是结了婚的,或者说,主动接近我的男人好像都是结了婚的。而且,套路也出奇的相似:他们在我的面前拼命炫富,给我送礼物换来和我约会的机会,然后,就是信誓旦旦地保证要和他们现在的老婆离婚娶我。但是,不知道怎么回事,我总是在这个时候就厌倦了,觉得眼前的这些男人都很空虚无聊,这也可能是我自己内心的投射吧,其实,是我感到自己的人生是多么的空虚和无聊啊!

有趣的是,我的小姨,也就是我妈的妹妹,也经常陷入这种情感漩涡,她经常会劝我,男人都差不多,找个有钱的赶紧嫁了。而当她这么说的时候,我就会突然想到小时候,母亲告诉我的有关外婆命运的故事。难道当一个第三者、成为富裕的"姨太太"就是我的宿命,或者说,我们家族的"诅咒"?

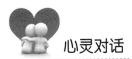 **心灵对话**

我:你觉得你外婆的妈妈为什么要跟那个军官好呢?

珊:那还用说,那个年代,当然是穷怕了,想傍个权贵了。

我:难道老人家当年就不会是张爱玲一样的文艺青年,为了自由和个性而去爱吗?

珊:啊?!(她张大了嘴,看我的眼神显得诧异,但是她的脸分明是喜悦的。)

我:有句名言叫做:"这是最好的时代,也是最坏的时代",其实,哪个年代不是这样呢?他们那个年代到底是好、是坏,归根结底还是要看你外婆的妈妈个人的选择。

珊：你这么说，也有些道理，我确实没有考虑过她的喜好问题。

我：你对你父亲的真实印象是如何的，我说的是你的直接印象？

珊：说实话，我倒不觉得我爸是个自私冷漠的人。相反，我感觉他是一个比较儒雅的人，满屋子的书。见面的时候，他也不怎么给我压力，总是顺着我，感觉就好像要告诉我，你成为什么样的人都行，只要你自己喜欢就好。

我：听起来倒不像是不负责任的人，而是一个尊重自己、尊重别人的人。

珊：嗯（她的脸又一次露出了喜悦的表情）。

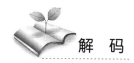 **解 码**

心理学大师马斯洛曾经在他的需求动机层次理论中，把人类的需求动机分为五层，它们由低到高分别是：生理需求（吃穿住行和性）、安全需求（职业安全、生活稳定、希望免于灾难、希望未来有保障等）、归属与爱的需求（在社会群体中对友情、信任、温暖、爱情的需要）、尊重需求（自我尊重、被他人尊重以及尊重他人）、自我实现需求（完美实现自己的潜能）。一般来说，某一层次的需要相对满足了，才会向高一层次发展，那时，追求更高一层次的需要就成为驱使行为的动力。相应的，已经获得基本满足的需要就不再是人的激励力量。

结合珊的故事，我们就可以明白，珊为什么会在现实的交往中感到空虚无聊，原因就在于珊把目前自己所处的需求层次定义得太低了。在珊的成长过程中，曾经的家族停留在穷苦水平，也就是安全需求的水平，这样，就会造成珊对金钱的评价比较高，她成熟后就对金钱有些过度补偿的态度。但是，当她的阅历越来越广，对自己的能力和实力有更清楚的认识后，她会发现安全需求水平完全可以通过自己的力量来达到，而她更应该关注的其实是归属感和爱的需求。于是，她对那些所谓的成功人士提供的物质诱惑就有些厌倦了，反而会转向对精神的共鸣、友谊和爱情的方向。然而，过去的经历和在成长过程中被母亲和母亲家族不断地暗示，又让她在与异性交往中，惯性地抓住物质基础不放，这就使得她的行为与内心真正的渴望造成了背离。

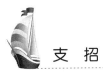

支 招

　　为了消除这样的背离,我在咨询过程中尝试着重新解释珊的家族文化,让珊看到,其实即便是母亲和外婆的母亲的经历,也可以从另一个角度解读,即她们的爱情不见得是为了寻找一份物质保障,而很可能是为了爱情。这让珊能够意识到,其实自己的祖先早就站稳了归属与爱的层次,那么,她就会以更大的荣耀和自信去挑战尊重需求的层次,甚至,自我实现的层次。

　　咨询过去两个月后,珊又来做了一次咨询,此时的她已经有了男友,一个仪表堂堂、聪明能干的同龄人,只是暂时还没有什么财富。这时让她纠结的是,她曾经答应母亲要给她找个富贵女婿来养老的。我告诉珊,其实,你的母亲早在她再婚的时候,就不在意什么富贵不富贵了,她更关心的是,你的男友会不会对你好。

美丽的我居然被大叔甩了

倾诉女主角：珍（化名），30 岁，职员

心理咨询师：陈天星

珍穿着一袭靓丽脱俗的长裙，优雅地坐了下来；说话时，她的眼睛透着自信的光芒，嘴角流露着迷人的笑容。面对她，我心中在想，这样美丽自信的女子，到底有怎样的烦恼？难道在这美丽背后，其实也有着不可见的伤痛？

下面是珍的倾诉。

前夫的软弱让我失望

我是土生土长的上海姑娘，爷爷奶奶以前都是大户人家出身，后来家道衰落了，爸爸也因为成分的问题结婚比较晚，很是吃了些苦。不过前几年政策平反，爸爸分到了爷爷奶奶的一些遗产，包括两处石库门的老房子，我家的条件又变好了起来。爸爸经常说我命又好又不好，命好是因为，我不用像他一样担心受穷；命不好是因为，他继承的遗产只是当年爷爷留下遗产的很少一部分，我不能成为"豌豆公主"那样的千金小姐了。我想，他有这种遗憾是因为他小时候可能过了几年"少爷"生活吧，以至于他一直会拿过去的感受来和现在比较。

我妈妈家世就比较普通了，但是人长得很漂亮，过去也算是"弄堂一枝花"，我的漂亮也是遗传她的。她对我的教育就是女孩要富养，这样眼界才能高，以后才不会嫁错

人。在母亲的观念里,女人的人生能不能成功,就看最后能不能嫁对人。在母亲的影响下,我从小就比较喜欢打扮,喜欢关注男孩子的心理,当然,这样做的好处是,我从高中起就不缺男友,他们几乎包揽了我学习生活的各个方面,直到大专毕业后顺利出嫁。也因为这,我学习动力不够,只读了大专;而且朋友圈子里也大多是喜欢安逸的娇娇女,在这样的环境下,我不够独立,比较喜欢依赖别人,娇小姐脾气也比较重一点。

我的那位老公(现在该叫前夫了)是个官二代,可在前年,他爸爸因为一些经济问题突然被撤了职。结果,他爸爸还没表现得多么担心,他倒从过去的气场无敌变成垂头丧气了。我受不了他的这种转变,感觉他太孩子气了,一点风雨都经受不了,我以后怎么能指望依靠他呢?而且,因为这件事情我爸妈也感觉他们家事情太复杂,未来发展不好说;再加上,他们看到我俩开始经常吵架,就建议我趁年轻离了再找一个合适的。

就这样,在 27 岁的时候,我离婚了。

独坐的他一下子吸引了我

离婚后的三年中,我陆陆续续地谈了四五段感情,可都不是很如意。半年前,在我 30 岁生日的派对上,看着身旁的闺蜜一半已婚、一半未婚,虽然,大家都是真心地祝福我,但是,我不得不承认,岁月无情,红颜易老,我也确实需要放下很多挑剔,来给自己的未来找个归宿了。

也许是传说中的“吸引力法则”吧,杰(化名)就在这时出现在了我的命运中。我们是在一个朋友聚会上认识的。当时一大堆人在忙着交际,只有他一个人坐在角落里,虽然表面上看上去相当沉稳精明的样子,可总让人感觉有那么一点孤独和忧郁。不知道为什么,我突然就注意到了他。我悄悄向朋友打听他的情况,才知道看上去年轻的他其实已经 42 岁了,但是一直未婚。当然,他条件是很好的,据说名校毕业,特别有钱。

我心想,除了年纪有些大之外,其他的一切好像都是为我准备的。朋友笑着提醒我:“动心了? 这可是个“奇葩”哦,不好追的。”原来,他曾非常喜欢一个女孩子,可两人终究还是有缘无分,这之后他就寄情于工作,再没碰过感情。最后,朋友相当神秘地告诉我,他是个隐形的富豪,看上他的人可不少。

争吵中,他突然提出分手

或许是性格中不服输的一面起了作用吧,有挑战才有动力,我就不信凭自己的条件,还拿不下一个有过情伤的大叔!

接下来的故事就比较老套了。一个智商高、情商低、有些完美主义、有钱却不懂得享受生活的中年大叔,不可遏止地被一个性格开朗、热爱生活、渴望爱情的年轻女孩所吸引。杰在我的魅力攻势下,逐渐地改变了,用他自己的话说就是,在我之前,他已经不相信爱情了;在我之后,他愿意为了我再去爱。交往中最让我感动的是,原本那么看重工作的他,只要我们约会,他都会细心地把手机调成飞行模式,就怕妨碍我们的相处。我事后才知道,好几笔很重要的生意都因此被耽误了,但是,杰说赚钱就是为了爱,现在有爱了,也不用赚那么多钱了。

正当我们沐浴在爱河中的时候,变故却不期而至。有一天我和他一起去看房子,打算先搬到一起住,如果大家都觉得相处上没问题再结婚。没想到却遇到了一个亲戚,这事情也就被我父母知道了。我没想到他们的反应会那么激烈,坚决反对我和他在一起。他们的理由是,他比我大 12 岁,万一只是玩弄我的感情怎么办? 我告诉他们,我有自己的判断力,可他们根本就不相信我的独立判断。

争吵中,我愤怒地离开了家。见到他之后,我把自己在父母那里受的委屈狠狠地发泄在了他的身上,责怪他考虑不周,没有提前讨好我父母,才导致今天的一切。他开始没说什么,但看上去是不高兴的。可我觉得,他既然爱我,就该为我们能在一起付出,于是,我让他给我父母分别买些价值高的礼物,缓解一下紧张的情势。

那次杰按照我说的做了,可他是个心高气傲的人,虽然提了礼物上我家“道歉”,但姿态却放得不够低,结果与我父母还是不欢而散。我因此再次向他大发脾气,怪他不肯放下姿态。没想到,在我骂他时,他突然提出了分手。我一下懵了,简直不敢相信自己的耳朵! 我问他为什么? 他说最近的一系列事情,让他觉得我越来越不可理喻,变得俗不可耐,不再是他理想中的爱人了。更让我崩溃的是,这之后他就真的消失了:打电话不接,发短信不回,到他家去找,也总不在。我已经有好几天无法睡觉了,每天就是守着手机想着怎么找到他,要他给我一个说法。我该怎么办? 这段感情还有没有希望?

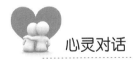

心灵对话

我: 你认为是什么原因导致你和他的关系破裂呢?

珍: 愤怒。我现在特别后悔自己那天骂了他。可我也是被父母给逼急了啊,难道他连这么一点委屈都无法包容?

我: 你的意思是,你后悔把自己从父母那里受到的委屈和愤怒,发泄到他身上? 而他更不该就这么轻易地放手走人? 这让你感到被伤害了?

珍: 嗯,我不能接受这样的结果! 最近我到处找他,一定要他给我个说法不可。

我: 确实有些不可思议,几个月的甜蜜关系,就这样一下子断裂,是会让人难以承受的。不过,他提到的俗不可耐,你是怎么理解的?

珍: 我承认自己是有些拜金和虚荣,可我已经在为他而改变了啊,而且,提出的礼物价值也完全是考虑了他的经济水平才提出来的。现在想想,或许是我太急了,在他没有完全信任和理解我的时候,就想当然地以为他一定会站在我这边。而且,现在我也说服了父母,他们已经可以尊重我,接受我们同居的想法了。

我: 你的意思是,假如一切都可以平静、理性地对待,很多问题都是可以通过沟通来解决的。有关伤害到彼此自尊的事情,都是在愤怒的情境下发生的。

珍: 嗯,可以这么理解。现实中的我,遭遇别人的指责会变得特别容易发火,发完火又觉得特别的幼稚和没意思,可当时我就是很难自控。

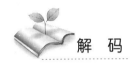

解　码

心理咨询的目标不是为了解决问题,而是为了通过咨询提高咨询者自身解决问题的能力。所以,珍需要的不是从杰那里得到"交代",而是提高对自身的认识,不断地领悟自尊的变化,学会对情绪的控制。

珍的容易愤怒,从自体心理学的角度而言,属于"自恋解体后的暴怒"。科胡特的早期理论认为,健康的自恋是每个人发展自尊和人际关系的基础。每个人自恋的结构分为两极,底部是"夸大自体",顶部是"理想化自体"。其中,"夸大自体"就是一种儿童似的全能感,渴望自己是完美的,并且可以被别人认可,尤其是父母。"理想化自体"是儿童经验到比自己能力更强的父母时的感觉,儿童渴望与父母融合,以便拥有他们的全知全能。在适当的发展中,现实会修正每个人的全能感,也就是夸大自体,这样会逐渐形成稳定的自尊;而理想化自体的功能就是弥补这种自尊下降带来的失落和无助感。

回到珍的案例上来。珍的"夸大自体"和"理想化自体"都没有得到充分的发展,所以她的自尊存在问题。因为母亲希望珍通过嫁人来改变,那么,这就暗示着"你不是完美的,你必须通过他人来获得完美",这会挫伤珍的"夸大自体"。当珍就同居的事情和父母讨论时,父母断然反对,让她的"夸大自体"又一次被挫伤了。而珍的父亲总是沉浸在昔日的记忆中,当珍内心渴望和父亲融合的时候,父亲却失望地告诉她,自己不能带给她完全的幸福。于是,珍无法满足她的"理想化自体",就无法坚持某种信念。所以,当珍在和父母吵完感到孤独无助的时候,她渴望从男友那里得到理想化的满足,结果,她的男友拒绝了,这让她再一次感受到"理想化自体"的受挫。当"夸大自体"和"理想化自体"接连遭遇挫折时,她的情绪就崩溃了。

支 招

珍内在人格的缺陷使她一次次地自恋解体,然后,暴怒。从咨询的角度而言,她的人格就像是一个皮球,一碰到地面就会剧烈地跳动。而我和她经过长达两年的咨询,她对我一次次地产生理想化的需要,然后,又一次次地遭遇到合适的挫折,也就是说我没有让她完全失望,但是,也没有彻底地满足她的理想化。于是,她的人格的凝聚感慢慢地增强了,她的人格就好像变成了一个铅球,即使碰到地面,也不再剧烈地跳动了,而是可以平静地接受自己是谁了。

若即若离的男友让我忐忑不安

倾诉女主角：莲（化名），29 岁，外企经理

心理咨询师：陈天星

莲，是位标准的"白骨精"，人长得漂亮，钱赚得也多。她最初是因为时常感受到生命的空虚和抑郁来找我的，半年后，随着咨询的进展，她逐步开始接受自我，能够直面生活，并且想要找个男友结婚。就在一切都朝着有希望的方向前进时，她的生活又出现了风浪，下面是她的讲述。

他的经历引起了我的共鸣

一个月前，我在一次产品展销会上认识了璋（化名），一位典型的青年才俊。他家庭条件很好，小学毕业就被父母送到了国外。仿佛彼此有种特殊的吸引力，很快，我们的话题就非常深入了。璋告诉我，他恨自己的父母，当年，仅仅因为父母的朋友圈都把孩子送到国外了，璋的母亲认为自己不能丢人，也要把孩子送出去才好，所以，根本没征求过他的意见，就把他"打包"送到了外国。他在国外虽然可以享受到优越的物质条件，但是每次在寄宿家庭吃饭的时候，他都会嫉妒地看着人家一家人开心地聊天，彼此分享着生活感悟。寄宿家庭对他越热情，他就越不开心，总感觉别人是在同情他，常因此感到自卑。

我听着听着就产生了某种共鸣，想到了自己的童年。母亲应该是爱我的，然而

她的爱有时却让我受不了。比如一家人正在有说有笑地吃着饭,突然母亲会要求我多吃些西红柿,因为她认为西红柿比较有营养。可是我不喜欢吃西红柿,就拒绝了,于是母亲会愤怒地把一盘子西红柿都扔在地上,开始骂我不知好歹。那时的我,总是不知道自己哪里又惹到母亲了,为什么她会发这么大脾气?每次我只能无助地哭泣。

或许,一个是缺失的爱,一个是扭曲的爱,我们都对彼此多了些期待,再加上两个人都比较孤独寂寞,于是,我们很快就有了亲密关系。

爱情的舞步我跳得如此辛苦

认识璋后我改变了很多。我会买花,会不由自主地想着要去做璋爱吃的东西,会突然觉得自己天生就是一个贤妻良母,会带给他幸福的感觉。有些时候,我甚至觉得自己是完美的。前几天,在地铁上我看到一对情侣在晒甜蜜,以前我会嗤之以鼻,认为是显摆和低级,如今,我却感觉他们就该这样,我祝福他们。我爱了,这种感觉真好。

但是,转眼我就开始恐惧,想要知道璋是不是爱我。毕竟,我们的关系进展太快了。难道我只是因为寂寞才这样的吗?可我还不至于无聊空虚到这地步啊。所以,我特别渴望能与他结婚。

可是璋却告诉我,他对婚姻是"三不政策",即不主动、不负责、不拒绝。我问他,我年纪不小了,是要结婚的,你要我怎么办呢?他回答说:"那你就努力让自己成为我最后一个女朋友吧。"我再问:"你这么优秀,为什么要找我呢?"璋有些狡黠地说:"和你在一起很爽啊。"

说实话,我不明白璋的这句话是什么意思,是贬低我,还是赞美我?我想去爱,也想为爱而改变,可为什么这爱情的舞步,我跳得如此辛苦呢?

 心灵对话

我:面对这场突如其来的情感经历,你内心比较矛盾?

莲：是的，一方面我渴望和他继续发展，另一方面，我又很害怕自己全情投入后却没有结果，那么我会非常受伤。

我：当你小心翼翼地开始投入时，他给你的反馈是什么呢？

莲：不可预测。他有时会很突然地发个微信说些关心我、赞美我的话，但有时他又好像是一个情感老手那样对我若即若离。比如，有一晚他说要来，我很激动地准备了他喜欢的红酒，特意去买了最新上市的影碟，结果，他到了11点却说自己今天加班有些累了，想休息。

我：你觉得他在"吊你胃口"？

莲：肯定的！像他这样的情场老手估计是很熟悉这样的套路了。

我：你觉得他是故意的？我倒觉得他其实并不太懂得如何与女友相处，因为他好像并不太关注你的情感需求，也不太说什么甜言蜜语。

莲（陷入沉思）：嗯，你这么一说倒是点醒我了。我记得很清楚的一次，我约他晚上来坐坐，其实当晚我只是单纯想见见他、说说话，可他却上来就想与我亲热。那晚我没有什么感觉，就拒绝了他。结果，他就一个人在旁边生闷气，搞得我有些内疚了。所以我决定让步，可他倒赌起气来，甚至挖苦我说："你叫我过来，不就为了这事吗？偏要装清纯，要装就装到底啊。"

我：你一开始只是想多些互相了解，但是，他没有理解和尊重你的这种情感和心灵的需求，而是一味只关注生理的快感，让你感到被贬低和被利用？

莲：是的。那一晚他走后，我哭了。我感到特别无趣、特别伤心，不停地问自己到底怎么了，难道我在别人的眼中就是一个放纵的女人？

我：嗯，不被人理解和尊重是一件痛苦的事，但是，你没必要拿别人的错误来惩罚自己。

莲：唉，或许在情感领域里我和他都是很幼稚的吧。

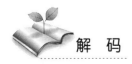

解 码

心理学中有个"依附理论"可以比较好地解释莲的问题。

鲍比教授设计了一个情境,母亲、婴儿被安排在一间游戏室中,然后,母亲离开房间几分钟,记录婴儿对分离的反应,以及母亲回来后对待婴儿的反应。结果鲍比发现了四种"依附类型":"安全型依附",这类婴儿和母亲分离后会表现出适度的难过和焦虑,想要寻找母亲,会在母亲回来时要求及接受母亲的照顾,然后快乐地继续其充满探索的游戏;"不安全—回避型依附",这类婴儿当母亲离开时没有表现出明显的难过,在母亲回来后也会忽略掉她,仿佛有母亲没母亲一个样,但是却会偷偷地注视着母亲而无法自由放心地去继续游戏;"不安全—矛盾型依附",这类孩子对分离有恐慌的反应,会很焦虑地哭泣,同时会抓着母亲,在母亲回来时会去打母亲,他们也无法再回到自己的游戏中去;"紊乱型依附",这类婴儿面对和母亲分离以及返回的情境,始终处于一种紊乱的、混沌不清的状态,带着怪异的重复动作或者呈现出一种冻僵般的无助来表达他们的困顿。

鲍比发现每个婴儿的"依附类型"和母亲对他们的回应有着密切的关系。"安全型依附"的那一组母亲可以专注地接受自己孩子发出的信号,可以和他们自由互动并且享受快乐,尤其可以迅速地对孩子的难过和焦虑的情绪给予安抚。"不安全—回避型"这组的母亲和孩子的互动较少,她们比较忽视孩子的情感需求,而只是强调解决问题。"不安全—矛盾型"这一组的母亲对孩子发出的信号相当不敏感,经常会随着自己当时的情绪来歪曲地理解和回应孩子的需求。"混乱型"这组的母亲经常会严重忽略孩子或者对孩子有虐待行为。

鲍比的进一步研究发现,孩子小时候形成的依附类型将影响他们成长后对自己情感的处理方式。

我们可以比较清楚地看到,莲是属于"不安全—矛盾型"的,她期待自己发出的亲密感信号可以被对方正确地解读,但是,她的"依附类型"让她对男方有种矛盾的期待,一方面她担心分离,一方面她又担心对方的行为自己无法预测,所以,她无法安全专注地去处理与男友之间的关系。另一方面,璋很可能是"不安全—回避型"的,因为他会比较实用地考虑自己的生理需求,而选择性地忽视莲的情感需求,这就好比他小时候,他的母亲只关注他未来的成功(她需要他成功来证明她自己),而不关注他的内心情感需求一样。

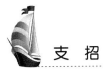

支 招

经过分析,莲意识到假如自己总是处于一种不安全感中,担心被抛弃、被分离,那么,就很容易掉入失控境地。如果找回自己的安全感,那么,她就可以平静地觉察自己的情感:如果情感被满足了,那么就继续;如果没有被满足,那么就尝试着调整;如果还是没有被满足,那么就需要考虑重新选择了。

为何我总不能和平庸的他干脆分手

倾诉女主角：静（化名），25 岁在读研究生
心理咨询师：陈天星

　　静来咨询是想知道自己到底爱不爱那个和自己纠缠了两年的男人。此前，我们的咨询已经进行了很多次，然而，这次当她突然想起一个比她之前回忆的更早的记忆时，我还是被震撼到了。不过，当她平静地说完这个记忆时，我感觉自己的内心和她的内心"相遇"了，我终于可以理解她为什么要和一个各方面都远不如她的男人纠缠了。

　　下面是静的讲述。

母亲强势，父亲窝囊

　　我的母亲是一个国有企业的会计，她永远都很沉着冷静、一丝不苟，即使在家里，她脸上也很少露出笑容。

　　我不确定母亲是否爱我，因为，只要我没有按照她的意愿来做事，她就会责备我。当然，她是关心我的，小学一年级的时候，有次我被小朋友打了。下午放学时，母亲看到我脸上有划痕，就严厉地指责了我的老师。我记得那次老师还被母亲说哭了。母亲工作起来相当用心，每年都会被评为优秀员工，而且，她的职位也一直在提升，等我高中毕业的时候，她已经是集团的财务专员了。

　　其实，长久以来我一直都很怕母亲，一方面可能是因为她很强势吧，另一方

面,她太优秀了,什么事都可以做得很完美。有时我也能感觉我们彼此相爱,但是,冷静下来,我又会感到我们的差距实在太大。初中有段时间,我很崇拜她,拼命地学习,付出了很大的努力,但是,后来我放弃了。

我的父亲也是一名国企员工,但是能力一般,所以,在单位里混得很一般。在我家,什么都是听母亲的,父亲没什么话语权。在我印象中,父亲是个沉默寡言的人,以往母亲训斥我的时候,他要是试图帮我说话,母亲也会一起训斥他。于是,父亲只能不说话了。但是,他会在事后偷偷地带我出去玩,给我买些零食,大概他想以这样的方式安慰我吧。印象里,我读小学四五年级的时候,有次周末,母亲出差了,父亲带着我去游乐场疯了一天,结果到了第二天,因为冰激凌吃得太多,我拉肚子了。母亲回来后生气地骂我俩都是神经病,但是,我却觉得很开心。

为什么这两个看上去不太般配的人会结婚呢? 听说是当时母亲失恋了,家人就给她介绍了父亲,后来,两人就结婚了。

反正,如今回忆起来,童年的我是缺少爱吧,小学的我是压抑的,初中的我比较叛逆,高中就恢复正常了,后来上了大学,现在读研究生二年级。

与男友在一起我感到无趣

现在的问题是,当初刚入学时,一个师兄一直很照顾我,跑前跑后的,后来,我们就谈恋爱了。这两年来,我们一起泡图书馆,一起做论文,一起旅游,后来,也就自然地同居了。

可说实话,我总感觉他不聪明,情商也不高,平时在一起也都是他听我的,我和他在一起好像更多的是为了排遣孤独。

几次我提出要和他分手,他都激烈地大吵大闹。为了安抚他,我会说那就再相处最后一周吧。于是,那一周我们就会把它当做最后的疯狂,彼此都很乐于付出和表达。接下来,我就又不想分手了,我想既然我们可以在身体上这么契合,那么,就说明我是爱他的。但是,过一段日子大家平静下来,我就又开始讨厌他了,甚至,连亲密的举动也不愿意。于是,我又提出分手……就这样,我们之间就徘徊在分手、争吵、和好、再分手、再和好的循环中。

我现在感觉很矛盾,难道我要仅仅为了身体的愉悦,而与一个各方面条件都很一般的人在一起过一辈子吗? 想到未来无趣的生活,我就感觉得不偿失,但是,你要我放弃这段关系,我又感觉舍不得。

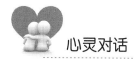 心灵对话

我:你和他在一起,是不是感到很纠结:一方面他能陪伴你,另一方面他又无法和你建立情感上的联结?

静:嗯,每当我孤独自卑的时候,就特别需要他,感觉他会一直陪着我。但是,当我感到自信快乐的时候,我就很讨厌他,感觉和他在一起是浪费时间、浪费生命。甚至,我可以看到未来将会是多么的无趣。

我:你和他在一起,不能释放你的浪漫情感和自由?

静:我不知道你说的浪漫情感是什么,或许,我从来就没有拥有过吧! 至于自由的感觉,我想已经被我妈在童年时就成功地扼杀掉了吧。

我:成年人的浪漫情感就是类似于婴儿从妈妈身上感到的亲近感、安全感,或者说是一种内心稳定的愉悦感吧。

静:哦,假如这个就是浪漫情感的话,我估计自己和他从来就没有达到过。我还一直以为所谓的浪漫情感就是身体上达到愉悦就好了。

我:身体愉悦是快乐的,但是,如果没有触及深层的情感,会有一种空虚感。

静:对,就是一种空虚感。有几次这种空虚感极其强烈,我甚至不得不投入另一场身体接触中,否则,我真的是一刻也不愿待在他身边。

我:那一刻,你有一种愤怒的感觉?

静:嗯,我不知对什么愤怒,对他,还是对自己。我感觉他太没本事了,怎么就不知道改变呢? 怎么就不懂得我需要什么呢? 同时,我好像更恨自己,恨自己怎么就没有勇气离开这个没意思的男人。

我:这种愤怒、压抑的感觉,是不是在你的童年记忆中感受过? 对了,我记得有次你回忆起,初中时,你考试不及格,妈妈扇了你一耳光,你跑出去了。后来,爸

爸在快餐店找到你,但是,他什么也不会说,只是不停地劝你:"你妈就是这个样子,你也别太放心上了。"当时,你说你看着他窝囊的眼神,感到很愤怒。

　　静: 是啊,当时我就想:"爸爸,求求你赶快长大吧,救救我,我快被我妈给逼死了。"

　　我: 你现在难道也快被你的男友给逼死了?

　　静: 他怎么可能逼死我? 他爱我还来不及呢!

　　我: 可他的爱不是你需要的,你一直感到空虚、不满足。

　　静(开始哭泣)**:** 或许是吧,其实,一直以来我都表现得很坚强,但是,内心深处我很渴望能有个人可以理解我、亲近我、懂我、爱我。和他在一起,我有时感觉自己在利用他,但是,有时我感觉更委屈的是自己,因为,我压抑了自己的感受来陪他。

　　我: 嗯,你在期盼他可以改变? 但他好像并没有什么进步。

　　静: 我突然想起了一个遥远的回忆,那是我五岁时吧,午饭后,爸爸和妈妈吵得很厉害,然后,爸爸怒气冲冲地走了,妈妈一个人呆呆地坐在床边。我很害怕,担心爸爸再不会回来了。但是,过了一会儿,爸爸又回来了。

　　我: 父亲又回来了,听上去你有一些失望?

　　静: 或许吧,我一直都希望父亲真的能改变,变得强大起来,可是,二十几年过去了,他在家里还是那样的窝囊。唉,但他又是爱我的,他要真不回来,我估计会很恐惧的。

　　我: 除了恐惧,会不会感到内疚呢? 觉得自己内心希望父亲消失的想法不太对? 虽然,你的父亲不太够格,但是,他还是爱你的。

　　静: 内疚? 我不知道有没有。只记得当时我跑过去拼命拥抱他,告诉他"我想爸爸,爸爸再也不要离开我们"之类的话。

　　我: 你有没有感觉,你和男友的关系很像童年时你和父亲的关系?

　　静(极为惊讶)**:** 啊?!

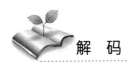

解 码

　　从精神分析的角度,我们都会在潜意识层面保留童年时父亲、母亲、自身三角关系的人际剧本,而这个剧本又会被投射到外部,导演出一部现在的人际关系来。并且,往往我们能回忆起的最初的记忆,一般都具有非凡的意义,因为,它浓缩着我们一生最重大的心理冲突。

　　静与男友的关系,显然在复制她和父亲的关系。也就是说,童年时,被动、无能的父亲对应着现在听话、不聪明的男友;童年时,愤怒、内疚、压抑的女儿,对应着现在愤怒、委屈、不敢追求情感满足的女研究生。甚至,在某种程度上,静把自己放到这样一个恋爱关系中,恰恰是因为她自己把过去的那个封闭情感的自我形象给投射到了现在,也就是说,是她封闭了自己的情感,于是,她与男友的关系变得空虚。正如,她和父亲在快餐店,她渴望父亲可以安慰她,但是,她又不告诉父亲自己的情感诉求是什么;她渴望父亲改变,却没有意识到,自己首先需要改变。

　　最后,对于静有关身体愉悦的困惑,我们同样可以从她早期的回忆中找到答案。在这个回忆中,我们可以看到静的潜意识在处理冲突时所用的防御方式,比如,当她感到对父亲愤怒和失望的时候,她会用拥抱和赞美等这些行动化的方式来转化掉。那么,现实中当她对男友产生愤怒和失望的时候,她也会用做爱和让自己体验到身体愉悦来转化。

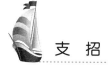

支 招

　　静的这些潜意识对负面情感的防御,需要在心理咨询中得到揭示和解释,一旦在咨询中她获得了新的体验,敢于承认自己就是向往拥有一个强大的父亲,那么,她就会完成心灵上的哀悼,也就是"我童年的父亲确实是一个懦弱的父亲",承认和接受了这一事实,然后,心灵就可以开始接受自己渴望一个强有力的男友的愿望了。

白领丽人：一交往优秀男性，我就紧张

倾诉女主角：丽（化名），28岁，外企职员
心理咨询师：陈天星

丽的语速很快，一直在急切地叙述，偶尔她会有点停顿，但是，当她发现我注视她时，她就又会紧张地开始叙述，仿佛，她想避免沉默带来的尴尬或者某些只有她能感受到的焦虑。下面是丽的讲述。

我出生在北方的一个二线城市。妈妈家庭条件好，自身条件也好，有教养又漂亮，工作是在银行。爸爸生于农村，是全县的理科状元，是全家族的骄傲。按道理，他们的结合，应该是郎才女貌、天作之合，可惜，我所体验到的不是这样的幸运，而是另一种悲哀。

妈妈会叫我站在旁边打她

他们结婚第一年一切都还好，爸爸工作很有成绩，妈妈也怀上了我。可是到了我快出生的时候，爸爸的老家出了问题，他的弟弟开车撞了人，需要支付很多赔偿金。爸爸是个很有家庭责任感的人，认为自己是长子，又是家族的骄傲，应该承担弟弟造成的后果。可妈妈认为，这就是个无底洞，管一两次就好，但不要给家里一个感觉，就是这些债都要我家帮忙还。

然而，爸爸不认可妈妈的想法，他开始每月都想办法给家里寄钱。为此，母亲特别生气，认为爸爸根本就不爱她，时常找爸爸吵架，而爸爸每次都是默默地听着，很少回嘴。我到现在还记得在我三四岁的时候，妈妈经常会一个人坐在沙发上一边抽自己耳光，一边骂着什么，有时候她甚至会叫我站在旁边打她。

虽然家庭有了矛盾，但是妈妈很要面子，从不对外人说。在别人看来，我们一家还是很幸福的。妈妈给我报了钢琴班、美术班，她说她不希望让别人认为她是个失败的母亲。而我也很珍惜这些学习机会，生怕让妈妈失望。

好在，我可能是天生聪明吧，学什么都很快，慢慢地，也成了远近闻名的小才女。我小时候最快乐的事，不是别人夸奖我，而是我看到妈妈因此开心的样子，因为在家里，我很少能看到她开心。

爸爸的公司盈利，妈妈开心了起来

我四岁的时候，父亲选择辞职创业。当时，母亲是一万个不同意，在她看来，放弃公务员的稳定去冒风险，简直就是脑子坏掉了。

幸运的是，父亲的公司很快就开始盈利，母亲的心情也越来越好了，家里的氛围也越来越轻松，多了很多欢声笑语。

后来的一切似乎都很美好：我一路都是学习尖子，考上了大学，钢琴也拿到了十级，找了个好工作留在了上海。

那么，我为什么要来做咨询呢？有两个原因。一个是我现在已经28岁了，可在找男友方面一直比较自卑，如何可以让我自信起来？第二个，是一个月前，我的好朋友，也是邻居，一个正在读博士生的女孩子突然得了抑郁症，割腕自杀后来被救回来了。因为我们从小就认识，父母也经常拿我们互相比较，如今她出了这么大的事，我蛮害怕的，已经好几天睡不着了，希望能够有人帮我疏导一下。

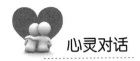
心灵对话

我：我们先来谈谈你在交男朋友方面的问题吧。现在有交往中的男友吗？

丽：有的，现在谈的这个男孩进公司的时候我就见过，但是因为大家都说他相当优秀，所以从没想过他会喜欢我。但是现在他主动来追求我，倒让我很紧张。

我：哦，面对优秀的男生，你有些紧张。能具体谈谈吗？

丽：起先大家随便玩，我也放得开，什么都敢说。现在他要追我，我就感觉自己要是说错话、办错事，他会不会突然发现我很无趣？

我：你担心自己暴露出某些弱点。可我记得你也是重点大学毕业，还弹得一手好钢琴，是吗？

丽：唉，我是重点，可他是"超重点"的啊。钢琴十级这些都是考给别人看的，又不是真的有什么用。

我：哦，你和他在一起没有安全感，因为，你害怕他认为你条件不够好？或者说，不够完美？

丽：嗯，我只能和比我差的男生交往。一旦他们的条件比我好，我就害怕。

我：有一种内心深处的害怕？

丽：是的。很像我小时候看到母亲打自己时的恐惧。

我：你担心自己让母亲失望了。

丽：我不清楚，但是，我感觉自己现在的自卑和我妈的教育方式有很大的关系。别人都说我又漂亮，又多才多艺，可我从来感觉不到。我想这可能和她很少夸我有关吧。

我：如果母亲对你说，我的女儿这么优秀，看不看得上他还说不定呢？你感觉会不会好点？

丽（眼睛放光，身体突然前倾）：会，我常想她要是能这么说，面对任何男人，我都不可能自卑的。

我：下面来说说第二个问题。当你知道了好友自杀的消息后,想到了什么呢?

丽：大概会想,其实不要太拼、太要强了,轻松些好。

我：这是你自己这么认为的,还是别人这么对你说的?

丽：是这两年父母经常在电话里对我说的话。

我：你的意思是,他们不再像小时候那样,要求你做到最好了?

丽：是的,他们大概也害怕了,所以开始关心起我的感受了,让我不要为了他们而太拼。可我现在已经不知道如何接受他们了。

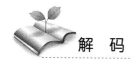

解 码

从自体心理学的角度分析,丽的人格可以说是一个比较典型的自恋型人格。主要表现在:自尊心波动剧烈(面对比她差的男生,控制感很强;面对比她强的男生,无能感很强);缺乏情感活力(各方面都挺优秀,却没有相应的成就感;好友出事,意识冷静,潜意识却焦虑);弥漫的不满和怨恨(模糊地指向父母的控诉)。

我们每个人的人格(自体)都应该由三部分组成,并且三部分中至少有两个部分得是正常的。底部的是"夸大自体",主要形成于一到三岁,由孩子和母亲的互动来建构。孩子需要在母亲对自己的态度中找到一种荣耀和赞美,这样,孩子就会感到安全,感到被信任,会感到"我是完美的"。

顶部是"理想化自体",主要形成于三到六岁,由孩子和父亲的互动来建构。孩子需要在父亲身上学会如何去敬仰和理想化一个人,这样孩子会感到自己的生命是有意义的,感到发展是有方向和目标的。

而位于"夸大自体"和"理想化自体"之间的是"孪生自体",主要形成于六岁之后,由孩子和一些和他类似的朋友互动来建构,这样孩子会感到自己不孤独,有归属感,从而学习一些特别的知识和专业的技能。

丽的"夸大自体"显然是有缺陷的,因为,她的母亲始终更关注自己的感受,从某种程度而言,丽只是她母亲证明自己是个好母亲的工具而已。她给予丽的是

"有条件的爱",这导致了丽的"夸大自体"始终处于一种不被认可和不被赞赏的压抑之中。

而且,丽的"孪生自体"最近出现了危机。与她成长经历类似的好友突然得了抑郁症,让丽不得不开始思考,单纯依靠知识和技术来改变自己的人生可能吗?

支 招

咨询的目标就是让丽重新获得一种情感的矫正性经验,一种被认可、被欣赏,从而唤醒她的"夸大自体",让它可以再一次生长并发挥作用。经过一年多的咨询,丽仿佛完成了一次蝶变的过程,从过去自卑、紧张的女孩变成了一个落落大方、打扮得也相当时尚得体的女孩,最后,她也接受了那个优秀男同事的求爱。有趣的是,有次丽告诉我,其实,她发现自己很有魅力,要不要再找找看,而不是这么快就接受他呢? 这一切都说明,丽可以爱自己了,她人格中的健康自恋的功能恢复了。

婚姻篇

妻子突然要离婚，我吓得噩梦连连

倾诉男主角：凌（化名），40岁，职员

心理咨询师：陈天星

当凌走进咨询室的那一刻，我仿佛感到整个氛围都凝固了起来，因为，他的着装是灰暗而严实的，他的动作是慌乱而紧张的，他的眼神也是那么的焦虑和恐惧。他坐下后的第一句话就是："咨询师，我感觉自己快要死了……"

下面是凌的叙述。

直到高中，父亲还接送我

我出生在海外。父亲在小的时候因为战乱，被稀里糊涂地带上了去海外的船，结果就背井离乡了一辈子。我想，他是很想念在中国的父母和兄弟姐妹的。

小时候，父亲对我们兄妹三人管教很严，尤其不喜欢我们外出。可能是他自己的那段经历，让他害怕我们也步了他的后尘，稀里糊涂地流落到异乡吧。

记得哥哥大学毕业时想跟女友一起去大城市发展，可父亲坚决不允许，理由就是：我们这个家不能再散了，所有家人都必须待在一起。大哥想不通，但也无法违背父亲的意志，只能忍痛和女友分手。姐姐也嫁得不远，婆家就离我家一条街的距离，姐夫是我父亲看着长大的。说穿了，就是街坊邻居。

我是老幺，而且是父亲在中年时才得到的儿子。相比兄姐，父亲对我的教育也更加上心。我记忆中听得最多的话就是："乖，听话，小心点。"说实话，我很厌倦这句话，因为它带给我的是一生的束缚。比如小学时，因为我们是外来人，和当地人难免有些冲突。父亲有次得知当地人的小孩在学校里会欺负外来人时，他很担心我。从那以后，父亲总是接送我上学。更难以想象的是，这样的事情竟然一直延续到了我的高中时代。

我至今还记得，每当同学们骑着单车飞速冲出校门的时候，我总是慢腾腾地收拾着书包，偷偷地在窗户边看着，直到校园里的人越来越少，才敢悄悄地走出校门。而父亲，总会风雨无阻地出现在我的面前接我回家。他只关心我又安全地度过了不在家的一天，而丝毫不知道我有多害怕同学们的嘲笑，笑我是窝囊废、胆小鬼。

哥哥的反抗让父亲放手

终于，转机出现了。因为父亲的阻挠，大哥不得不与女友分手。但是，接下来的事情却超出了我们所有人的预料。大哥从与女友分手的那天起，就再也没有叫过一声"父亲"。他在家乡租了一个小房子，找了一份一般的工作，除了周末会回家吃饭以外，平时就过起了独自一人的生活。

随着大哥性格越来越孤僻，生活越来越窘迫，我们全家人都很着急。因此，父亲开始反思自己的做法，逐渐对我的生活放手了。这时我也读大学了。因为远离了父亲的监督和束缚，我感到生活从来没有这么自由开心过。当然，前提是我从不做什么冒险的事情。

大学两年级时，我谈了一个女朋友，她是个比较有个性的女孩，敢作敢为。虽然她也说我懦弱和胆小，但是，她总愿意配合我的节奏来成长。

快毕业时，在女友的鼓励下，我们还一起去了美国旅游。正是她，让我体验到一个人原来可以这么大胆地生活，而没必要像我父亲说的那样，去小心地面对生活和世界。

妻子说太累,突然提出离婚

但是,就好像离家的小孩终归还是要回家一样,我也遇到了和大哥一样的问题。毕业后,女友要去大城市发展,可我却犹豫了。其实,这次父亲并没有说一定要我回家,但是,我内心却好像一直有个声音在叫我回家。最后,我还是回去了,与女友也无奈地分手了。

在家乡的生活很平静,我住在父母家里,工作也不是很紧张,不知不觉就过去了5年。其间,我也尝试着找女孩谈恋爱,可是都没有成功,因为女孩子都感觉我太恋家了,像一个长不大的孩子,什么事都要问家长,不像个男人。后来,在一次同学聚会上我认识了现在的妻子。当时,她的父亲重病在床,她可能希望赶快找个人结婚尽孝,而我当时又是唯一合适的人选,于是,我们就结婚了。

婚后第一年,妻子的父亲就去世了,而我们的儿子也出生了。再接着,我所在的公司决定来中国发展。因为有额外的补助,而我考虑要是想独立就要有钱才行,于是,我主动要求来拓展业务。妻子也表示她会以我为主,愿意陪我来尽妇道。于是,我们一起到了上海。我整天工作狂似地忙工作,妻子则在家负责照料儿子和家庭。

不知道为什么,我与妻子在生活中习惯了AA制:我攒我的钱,她用她父亲给她留下的遗产。就这样7年过去了,我从不认为自己的婚姻有什么问题。

两个月前,我岳母突发脑溢血过世了,我陪妻子回去处理丧事。

上个月,我们回到上海后,妻子突然告诉我要离婚,而且,态度非常坚决。我完全不明白她这是为什么,因为在我看来离婚完全没有理由:我们都没有什么婚外情,也都没有什么不良嗜好。最后她说,结婚这些年来,她感觉很累,仿佛总是她一个人在维系着这个家。如今她的母亲走了,她也不用为了尽孝道而努力维持了,她想自由地过下半辈子。

妻子的决定犹如晴天霹雳一般,把我吓到了。从那以后,我就开始失眠,做噩梦,一想到以后要一个人生活我就感觉无法呼吸。最近,我经常一个人望着办公楼的窗外,想着要不要跳下去,这样,就不用面对未来的孤独了……

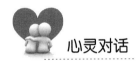

心灵对话

我：听下来，你被突如其来的变化惊吓到了。这种失控感，让你恐惧不已？

凌：我是感到恐惧，但不是失控感，因为，我这一生都没有试图控制过什么。我想我恐惧的只是以后如何一个人生活。

我：你提到你为了培养自己的独立性，一直在积累金钱？

凌：嗯，是的，我是存了不少钱，而且，家里也给我在家乡留了一套房。

我：这么说，其实你生活的现实保障还是有的。

凌：嗯，这点我好像也能明白。但现在的问题是，只要独处，我就会不由自主地恐惧。

我：那么，回到老家，有父母陪伴会不会好些？

凌：嗯，我想那样的话，我会感觉舒服一些。可是，这么一来，仿佛我这么多年以来试图独立的努力就完全白费了。

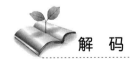

解 码

从精神分析角度出发，凌现在遇到的可以说是"死亡（分离）焦虑"。根据精神分析理论，我们所有人都会面对"死亡（分离）焦虑"，大多数人都会运用两种方式来建立对分离的防御：一是建立"自己的独特性"，相信这种个性的神圣不可侵犯性；二是依靠"终极拯救者"，相信一个全能的解救者的存在。

考察凌的童年就会发现，他的人格发展受到了父亲的强烈影响，他父亲把来自特定历史时期的恐惧经验带入了家庭教育。由于战争造成的家破人亡、骨肉分离，给他父亲留下了创伤性体验，于是，他为了防御这种不安全感，就制定了"一家人不能再分离"的家族教条，而且，他身体力行地保护着家庭中的每一个人。这就在凌幼小的心灵中，留下了一个强大的拯救者的形象。

从小，父亲就告诉他，外面的世界充满了危险，并牢牢地把凌保护在自己的羽翼之下。于是，一方面凌会有比较敏感的死亡（分离）焦虑，一方面凌又会选择依靠父亲这个"终极拯救者"的方式来防御这种焦虑感。但是，当凌的大哥出现问题后，凌发现自己的父亲也并不是全能的，于是，他开始无意识地转向"建立自己的独特性"（分离—个体化），通过另一种防御方式来稳定自己内心的恐惧，也就是他希望通过不断冒险来使自己从家族命运中分离出去，创造出自己独特的命运来。

为了坚持自己的这种防御方式，凌在结婚后，无意识地与妻子过起了AA制的生活，逃避和妻子分享生活中的种种。因为，一般人的"分离—个体化"早在童年时期就通过一次次的冒险完成了，可凌却错过了这个早期发展，就只好通过婚后对金钱的积累来象征性地达到"分离—个体化"的人格发展。因此，当他"工作狂"似地专注于积累金钱的时候，他的妻子是无法感受到他的爱的，因为，这些钱是积累给他个人的，用来完成他内心的独立，而不是为了整个家庭。

另外，凌的人生变化中一直有死亡事件的发生，一次是岳父的死亡，一次是岳母的死亡，这些丧失经验也势必唤起凌的死亡焦虑。所以，当他的"建立独特性"的防御方式还不成熟，他的"依靠终极拯救者"的防御方式有些失效，身边最亲密的人又要离开时，凌就表现出严重的死亡（分离）焦虑，于是产生了极度的恐惧和自杀的冲动。

 支 招

其实，两种对死亡（分离）焦虑的防御方式都有它的局限性，过度运用"建立独特性"会导致自恋似的全能感，过度运用"依靠终极拯救者"会导致受虐似的无能感。对于凌而言，他需要不断在这两种方式间找到适合自己的平衡位置。只有当他真正在内心完成了人格的独立，他的婚姻才能获得新的养分，内心也才能真正地成熟起来。

面对完美的妻子，我想爱却爱不起来

倾诉男主角： 珏（化名），33 岁，总经理

心理咨询师： 陈天星

穿着一身笔挺的西服、一副成功人士打扮的珏走进了咨询室。他仔细地从头到脚打量了我一番，然后坐在沙发上，头仰起，看着天花板。我感觉他应该是一个心思缜密且不容易接近的人。

下面是珏的讲述。

初中前夹在父母中间睡觉

我母亲出身书香门第。外公新中国成立前毕业于北大，是高级技术人才，一生经历传奇，母亲后来也成为家乡的一名干部。相比之下，我父亲的出身很普通，当年只是个技术员罢了。可是父亲踏实肯干，后来也成了一个小有名气的企业家，很有眼光和干劲。当然，很多人都说他的事业是在娶了我母亲后才开始的。

他们怎么认识的呢？据说是我外公撮合的，他建议母亲不要看什么门第而应该找个本分人，安安稳稳地过日子。母亲当年虽然不情愿，但拗不过外公，最后也就同意了。

以上关于父母之间的事情都是母亲告诉我的。不过，从我有记忆以来，父母之间的感情确实很一般，母亲经常会带着我回外公家住，话里话外总是和外公抱

怨把她嫁给了个暴发户，没文化，没格调。外公总是劝妈妈，不要眼睛长在脑门上，父亲也就出身差些，人一点儿不笨。世事难料，多看看人家的优点。可母亲就是感觉和父亲没有共同语言，一起生活对于她是一种精神折磨。

记得儿时，父亲因为事业忙，经常回来得很晚，母亲从不给他留饭，总是拉着我进卧室学习，留父亲一个人在客厅，然后跟我说："你爸爸太笨了，不配我给他做饭，让他自己一个人去弄吧。"说来不怕你笑话，从小到大，我一直是夹在父母中间睡觉的。印象中，母亲会紧紧地抱着我，而父亲会翻来覆去地想心事。再后来，他们就分居了，父亲睡到了隔壁的房间，我和母亲一直睡到我读初中、身体发育为止。

可能是因为母亲把全部的希望都寄托到我身上了吧，我也不敢让她失望。她是一个对自己和别人要求极苛刻的人，我甚至感觉她有些强迫症。比如，她一直要求我今日事、今日毕。我读初中时，有次作业特别多，老师都说可以延迟交的，可她却非要我当天完成，结果我在她的陪伴下一直做到凌晨三点。

当然，也拜这些良好习惯的养成，我从小到大的成绩一直都很好，后来也顺利地考上了名牌大学。

怕别人知道我是无能的人

大学毕业后，我回到家乡，靠着父母在当地的人脉，办起了一家互联网公司。两年后，它竟然发展成了一家知名的高科技公司。当地政府对我寄予厚望，希望我可以再上一层楼，把公司打造成当地科技园的一块金字招牌。

因为母亲的关系，我认识了一位家庭条件、自身条件都很好的女孩，彼此感觉还不错，加上母亲的极力夸赞，我们就结婚了，第二年也有了一个可爱的儿子。

看上去一切很美妙，是吗？顺风顺水，事业佳人，该有的都有了。可问题是，我时常会突然心中一惊，感觉这一切都是假的。比如，市里办的企业家大会，面对那么多的企业家，我会有一种想挖个地洞躲起来的感觉，因为我始终感觉别人都老谋深算、沉稳有力，而自己却幼稚可笑、毫无底气，仅凭运气闯入了他们的圈子。有时，我会一个人躲在办公室里不愿意出去，面对下属也不知要说些什么。

为了知道我在别人的眼中到底是什么样子的,我会经常做些民意调查,虽然每次员工都说我决策英明、管理先进,事实上公司的业绩也确实在不断上升,但是我心中对自己的评价依然是负面的。我的理解是,到目前为止我的一切所得都是因为我运气好,可是运气不能永远陪伴我啊,说不定下一次挑战就会把我放倒,然后自己无能的真相就会被无情地揭露,全天下都会知道,我其实是一个无能的人。

我来咨询还有一个很重要的问题,就是我最近 ED(男性勃起功能障碍)的现象越来越严重。本来,我和妻子之间的性生活就一般,现在问题更加严重了。我也感到奇怪,按理说,妻子长得漂亮性感,我有时也会对她有幻想,但是,一到关键时刻,我就会焦虑和紧张,不是不成功,就是草草结束,时间长了,她对亲密行为的兴趣也下降了很多。可是我却发现,如果面对的是其他女子,自己那方面是没有问题的。难道我不爱妻子了吗? 当然不是。相比之下,我更愿意和妻子一起享受夫妻生活。可为什么我可以与别人做到的事情,面对妻子却做不到呢?

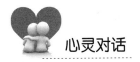 心灵对话

我: 商场如战场,参与其中的人都是需要一些攻击性的。听起来你的攻击性好像表现得不充分。

珏: 攻击性? 是的,我最嫉妒别人的就是这点。很多场合,别人都可以表现得那么自信,但是我却总感觉自己底气不足,说话、眼神都是胆怯的。

我: 这种感觉,你或者你身边的人有过吗?

珏: 唉,我突然感觉看到了父亲的眼睛。我小时候,他一个人回到家中,自己拉开冰箱取菜热饭的样子,眼神就是这样的,充满了失落、失望和疑虑,和现在的我一样。不管他在外面多么成功,回到家总是不自信。

我: 我觉得在你对母亲的回忆中,好像有点"恋母情结"?

珏: "恋母情结"? 我不是很明白它指的是什么,不过,你要说我很依恋自己的母亲,倒是真的。

我: 你有没有发现,你的妻子在某种程度上和你母亲很相似? 而你与你父亲

有些类似?

珏：啊?你不说我还从来没有这么想过。确实是的,她也是家庭出身优裕,在别人眼里她是完美的;而我也是一个商人,如同我父亲一样。我们的关系也复制了我父母的关系,近乎无性的婚姻。

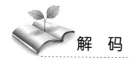

解 码

精神分析的创始人弗洛伊德曾特别研究过一类男人,就是"他们爱的时候,却没有渴望(性冲动),渴望的时候却不能爱",显然,珏就属于这一类人。他面对爱的妻子时没有渴望,可面对不爱的其他女子时身体却有正常反应。弗洛伊德最后给出的答案是,这是一类内心永远长不大的男人,在他们高大成熟的躯体里面,住着一个"内在小孩"。原因就是,他们的人格发展被"俄狄浦斯情结"(恋母情结)所束缚,从而,在男孩向男人的跨越阶段停滞了。

所谓"恋母情结"的提出已经有 100 多年的历史了。它假设男孩子在三到六岁的时候,潜意识中的"内在小孩"会幻想着杀掉父亲,以替代父亲在母亲心中的位置,但是,同时"内在小孩"又会感到恐惧,担心父亲会来报复他,因为父亲会宣告母亲是属于他的,不容分享,而报复的手段就是阉割掉男孩子的小鸡鸡(象征着权力)。于是,为了不被阉割,小男孩的"内在小孩"选择认同自己的父亲,想象着如果能成为他那样的男人,就可以在未来拥有母亲那样的女人了。

按照理论,在父亲—母亲—儿子(权力—目标—能量)的三角关系中,小男孩潜意识中的"内在小孩"会一次次地幻想杀掉父亲(权力者),得到母亲(目标),但是,他又不得不一次次地和父亲妥协,变得尊重父亲、理解父亲,就这样,经过无数次的内心斗争后,小男孩潜意识中的"内在小孩"认同了自己的父亲,感觉自己也获取了权力,然后,就好像一种成人仪式一样,小男孩潜意识中的"内在小孩"就变成了男人,有了自信、自尊的权力。

回到珏这里,当他的心理发展到"俄狄浦斯情结"的时候,我们想象他潜意识中的"内在小孩"会想要占有母亲,这时他会恐惧来自父亲的报复。但事实是,因为他母亲的强势,他甚至不需要去幻想杀死父亲,就已经被母亲牢牢地抱在怀中了。

　　这样就导致了一个问题。珏的"内在小孩"没有和父亲进行过多次斗争,就轻易地得到了父亲的位置,这样就会让珏潜意识地感觉自己的"成人权力"是借助母亲偷来的;既然是偷来的,就有可能随时被收回,于是,他在企业家圈子中总是感到孤独、另类,因为他无法认同父亲商人的角色;虽然他的成功是有目共睹和客观有效的,但是,他的潜意识层面会焦虑于成功会突然被收回,也就是他不能内心坚定地接受属于自己的成功,因为他的"内在小孩"没有得到风雨中的锻炼,是依靠母亲才获得的。同样的,当珏潜意识中的"内在小孩"面对着像母亲一样的妻子时,也只能表现出无能来,因为在潜意识中,珏对"母亲"的拥有也是从父亲那里偷来的,而不是光明正大依靠自己成长而得到的,他随时害怕失去母亲的保护,并因此需要面对来自父亲的报复。

支　招

　　交流到最后,珏意识到自己内心世界中母亲的强势以及自己父亲的"缺位"后表示,他会重新平衡母亲和父亲在他心中的地位,否则他自己无法成为一个让妻子满意的独立自主的男人,一个让社会信赖的负责任的企业家,更无法成为一个儿子眼中的自强不息的父亲了。

怕女儿被忽视，老婆不肯生二胎

倾诉男主角：勇（化名），职员

倾诉女主角：静（化名），28岁，职员

心理咨询师：陈天星

勇和静一进来，就展现出不同的个性来。勇外向、直率，情绪都写在了脸上；静却内向、腼腆，你不知道她在想什么，但是，你能直觉地感到她不是一个肯轻易改变自己的人。一坐下来，勇就急躁地开始了自己的讲述。

我对人生很有规划

我老家在南方的一个小城市，父母都是当地的小职员，我还有一个姐姐。

说实话，我心气很高，从上学开始就一直很努力，始终是班级的前十名。后来，也考进了重点大学，毕业后就留在了上海。我说自己心气很高，绝对没有自恋的意思，而是说自己确实比同龄人要考虑得周全一些。这可能和我父母有关吧，他们都是公务员，对自己的定位和未来可能发展到的位置都有比较清晰的认识，所以，他们对生活很有规划：今年做什么，几年后做什么，都有比较清晰的安排。

从小受父母的影响，我对自己的生活也有比较清晰的定位和规划。我把自己的目标定位为成为中产阶级，不去幻想什么暴富的机会。当别人在不断跳槽的时候，我一直踏踏实实地工作，用自己的技术来换取理想的生活。

毕业后,我一边工作,一边看房。结果,当同龄人开始看房的时候,我已经买好房了;当同龄人开始相亲的时候,我已经娶了一个上海家庭的独养女儿,孩子也有了。

我一直很自信地认为,自己之所以可以娶到老婆,就是因为我对人生的清晰定位和对生活的规划征服了丈母娘,当然,更应该说征服了我老婆。

不理解老婆为何不想再生

可是,现在我遇到了一个让我百思不得其解的难题,那就是,如今"单独"政策放开了,老婆却怎么也不肯生二胎。

其实,这个问题由来已久。四年前,我们第一胎是个女儿,当时,父母就偷偷告诉我,以后争取再生个男孩。

我私下曾做了一些了解,以我们的情况要是再生二胎的话,要面临罚款。再说,有了女儿之后,生活压力陡然上升,一时间也没办法再考虑生老二的问题。况且,老婆总说我是老观念,总以为要生个儿子才能传宗接代。其实在上海,女儿比儿子还"吃香",生儿子是"建设银行",将来只有付出没有收获;生女儿是"招商银行",将来不仅女儿是自己的,还会多半个儿子出来。

听老婆这么说,慢慢地,我也就断了生老二的念想。但是,随着女儿一天天大起来,我和老婆的工资一点点涨起来,我算了一下,觉得生二胎的罚款也能承受了。而且,父母也不断地催促,我开始时不时地试探下老婆的意思。

没想到,老婆却说出了一个对我来说是匪夷所思的反对意见来。她说,要是第一胎是儿子的话,她还会考虑生第二胎,毕竟有机会儿女双全了;可如今第一胎是女儿,她就不能生第二胎了,因为,按照我家重男轻女的思想,要是生下来的是男孩,那么,女儿一定会被冷落的,她受不了女儿伤心的样子。

我很想不通,她怎么会这么想呢? 我家就是一个姐姐一个我,不是也挺好的?老婆马上反驳说:"那是因为你已经习惯她让你了。你看看,为了能供你读书,你姐姐只能放弃读书的机会;你买房你姐姐无偿赞助;你爸妈只帮你带孩子,却不帮你姐姐带;你姐姐至今还在家乡,生活也很一般,你爸妈也没帮过她。想到这些,她心里难道不会伤心吗?"

我对老婆说,姐姐从没有因为这些抱怨过,她怎么知道姐姐心里会不开心呢?所以,我完全不能理解老婆的担心,更为明明可以生却无法生的现状感到烦躁,加上父母不断增加的压力,说实话,最近一段时间以来我们天天为这个吵架。我不明白,老婆这是怎么了?

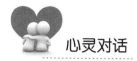

心灵对话

我:看得出你对人生有很清晰的规划,你觉得到了生老二的时机。但让你没想到的是,妻子却提出了异议,这让你感到很挫败?

勇:绝对。你说我这些年努力打拼,现在有房有车,不就缺个儿子吗?而且,真不是我重男轻女,我只是想有儿有女,让这个家更加完美而已。

(听到这里,之前一直沉默的静开口了。)

静:你还说没有重男轻女的想法,一开口就是儿子,谁能保证下一个就一定是儿子?如果是个女儿呢?而且,如果真是个儿子,你能保证不偏心吗?到时候囡囡要是伤心,出现了心理问题你来承担啊?

勇:你这是瞎担心。以前每家都四五个孩子,也不见得谁有问题了。再说,你说我姐有心理问题吗?

静:别提你姐了,我不同意生,很大程度还就因为你姐。

我:噢?怎么说?

静:你不知道他姐在他家多受气!当年,为了能省下钱供他读书,他姐明明成绩很好也不得不放弃读高中而上了职业学校。后来他在上海买房的首付,他姐就出了一半,还是无偿赞助。他姐生孩子,他妈都没去伺候,我们生孩子,他妈一住就三年。他家嘴上说不重男轻女,可骨子里绝对是。

勇:我家有我们的相处方式,我姐给我钱,那是爱的体现。再说,我也很爱姐姐,以后她孩子要是来上海读书或工作,我也会全力以赴资助的。总之,我们之间的感情不是你一个独养女儿能理解的。

我(面对静)：你是说，你婆家有牺牲女儿来培养儿子的习惯，你担心这种习惯会带到你们家，以至于影响到女儿的性格健康和未来发展？

　　静：嗯，我也觉得自己的理由有些与众不同，但每当我看到女儿天真烂漫的笑容，我就不由自主地想到未来万一生个男孩，她就再也得不到我们百分百的爱了。我真不知道到时候怎么面对女儿。

　　我：或许，这和你是独生子女有关吧。你试想过假如你有个弟弟，你会不会心甘情愿地把自己的东西与他分享？

　　静：我真没想过，从小我就获得了父母百分百的爱，假如我有个弟弟，说不定我真会吃醋呢。

　　我：但说不定你会爱他呢？我有一个来访者，也是独生子女，她告诉我说，她其实很渴望有个兄弟姐妹，因为从小到大她都很孤单。

　　静：或许吧。反正，对于有个兄弟姐妹的感受，我还是无法想象。

　　勇：因为你无法想象，就要剥夺女儿享受手足之情的权利吗？很多时候，生下来不就慢慢熟悉了吗？

　　静：万一真的变成我预想的那样呢？女儿要是恨弟弟呢？

　　我：那就要看你能不能教会她学会分享了啊。

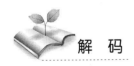

解　码

　　按照精神分析理论，静在拒绝生二胎时体验到的焦虑，与她自己是独生子女有很大的关系。精神分析认为，人类的情感有一个分化、进化的过程，从信任感(0—1.5岁)开始，逐渐完成自主感(1.5—3岁)、主动感(3—6岁)、胜任感(6—12岁)、责任感(12—25岁)、亲密感(25—40岁)、奉献感(40—60岁)，最后到智慧感(60岁—死亡)。假如童年可以提供给孩子充分的情绪发展空间，那么，他就更可能在未来分化出这些情感来。就好像生物学意义上的"免疫"一样，在小时候注入微量的病毒，那么，他会产生抗体，等到大的时候，就能抵御病毒了。

　　回到这个案例。我们可以设想，假如静不是独生子女，那么她在小时候就会在和弟妹的相处中,体验到爱被分享,甚至被剥夺的焦虑,那么,她的情感可能会分化出少量的"分享和奉献",当她步入社会再次体验到爱被剥夺的焦虑时,她就可能产生抗体,以"分享和奉献"来理解所发生的一切,自然,也就不会再为女儿担心了。

支 招

在咨询的过程中,我建议勇的姐姐和静进行一些沟通。结果,勇的姐姐告诉静,作为长女,她的付出完全是自愿的,而且,也为自己可以为弟弟和他的家庭做出一些贡献而感到特别自豪和快乐。这个沟通过程中,静被勇的姐姐坦诚的态度所打动,她意识到自己是投射了自己自私的想法,其实,的确有人会因为付出和奉献而感到内心富足的。

最后,静决定生二胎,因为,她意识到自己的担心,某种程度上其实屏蔽了女儿接受更多情感体验的机会,比如,责任感、奉献感,而这些情感在未来可能会带给女儿更多的快乐和人生的意义。

妻子望夫成龙，我变得不再自信

倾诉男主角：杰(化名)，40岁，银行经理

心理咨询师：陈天星

杰打电话预约咨询了几次，但是，每次临到约定的日子，他又会以各种理由推迟。这次，他终于如约而至。我不禁对他有些好奇：为什么总是爽约呢？

下面是杰的叙述。

优秀的我对漂亮的她一见钟情

我爷爷曾是洋行小开，奶奶也是大家闺秀，后来因为种种原因，我们家败落了。经历了这么多变故，爷爷奶奶、爸爸妈妈特别宝贝我，从小，我就在他们四个人的精心呵护下长大。记得上小学一年级时，有次同学欺负我，爷爷知道后，就不让我去上学了，他自己在家里教我。直到一个月后，妈妈好说歹说，才说服他让我继续回校读书。

但是，我也没感觉自己被宠坏了，毕竟爷爷奶奶肚子里的知识和见识还在，他们的指点对于我的学习等各方面帮助很大。我一直成绩很好，也很听话懂事，后来考上上海一流的大学，毕业后直接进了外国的投行工作。

和妻子冰的认识纯属偶然。一天，我刚走出公司大门就被一辆小轿车撞了，幸好撞得不严重。司机和我一起到了医院，主治医生看我还能走，就让一位年轻

漂亮的女实习医生给我做检查。她,就是冰。第一眼看到她,我就觉得心突然跳得特别厉害,这种感觉是以前从未有过的。或许,这就是一见钟情吧。我暗暗地观察着她,发现她工作时很仔细认真,态度也十分温柔大方,给人一种成熟得体的感觉。

检查过后,我借故留下了自己的名片,期待冰能联系我。令我惊喜的是,第二天她果然主动给我打了电话。我们自此开始了交往。

为她放弃"荣华富贵",她说要对我好

交往过程中,我才发现她的家庭背景比较坎坷。她家在外地,从小母亲身体就不好,是父亲拉扯着她长大的。可能因为从小生活比较苦吧,她特别要强,甚至比男人都更有上进心。起先,我以为这只是她内心自卑的一种补偿,希望通过不断地追求名利来弥补自己的不安全感,所以我挺心疼她的,也一度认为这也是她勇于挑战自我的美德。但现在回头想想,这也许只是一种可怕的虚荣心吧。

我把冰带回了家。虽然父母对她的家庭情况有些不满意,但也都被她的美貌和懂事打动了,最终同意了我们的交往。要知道,当时追我的女孩足足有一个"加强排",其中还有几个家境特别好的,要么家里很有钱,要么家里很有权。我还记得当时我对冰说:"为了你,我可是放弃了荣华富贵啊。"她当即表示很开心,发誓要一生一世对我好。

婚后的头两年,我们的婚姻一直很好,忙着生养孩子。可是第三年一过,冰就提出要去做医药代表。其实,我内心是不希望她去做这么有挑战性的工作的,但是,她提出要是不让她去,我就必须年薪翻倍。当时我的年薪已经30万了,也算收入稳定的金领了,每年薪酬会向上调整,可是真要翻倍,那就必须再考高级投资顾问或者升职才行。

我内心其实是一个知足常乐的人,感觉奋斗到中产阶级,有儿有女,父母健康,夫妻恩爱,就很完美了。真的要再往上奋斗,我势必要投入大量的时间和精力,这样,属于家庭的时间就少了。所以,我不是很乐意去继续读书或者扩展人脉。而且,父母也支持我的这种想法。他们想得更简单,他们两个老人已经在上

海各有一套房子了,以后,也都是属于我和冰的,何苦把自己弄得太辛苦呢?

见我考试失败,她开始冷嘲热讽

这时,老婆的魄力显现出来了。看到我没什么起色后,她果断选择投入商界。令我意想不到的是,不出一年她竟然就年薪 50 万了。从此,我人生最痛苦的五年开始了。

从那以后,老婆每天都会"逼"我去奋斗,给我报了 MBA,给我报了高级投资顾问班,给我联系各种人脉资源……刚开始,她还会撒娇一样地哀求我去学习,而我也确实认真对待了。但是,当我考高级投资顾问失败时,她表现得非常不屑,有时甚至冷嘲热讽地对我说,干脆不要上班了,在家带儿子得了。每当她这么说的时候,我就特别压抑,我也不知道怎么回答她,就是感到特别难受。

后来,我就慢慢变得沉默寡言,不再像以前那样自信阳光了。每天上班就好像要我命一样,以前处理起来小菜一碟的业务,现在我都会出错。终于,有一天一个老朋友看我颓丧的模样,问我是不是得了抑郁症,我才猛然惊醒,自己怎么把日子过成了这个样子? 在一番认真思考后,我提出要和冰离婚,我觉得继续这样下去我会被她毁了。但是,听说我要离婚她死活不愿意,说是要离可以,一定要等到儿子上了大学。我说:"你都不爱我了,何苦呢?"她却说:"我怎么不爱你? 我这么下功夫地对你好,为这个家考虑,你还不领情。你还让我怎么爱你?"

我真的不知道她这样到底算不算爱我? 我是就这样下去呢,还是选择离婚?

 心灵对话

我:以前,你在学校时成绩一直都是名列前茅的,现在怎么会考试失败呢?

杰:唉,人外有人啊,我们这个行业本来竞争就特别激烈,考这个试一般都要三四回才能过的。我那次没过,本来还想加把劲,下次过。没想到,老婆突然就变脸了,天天冷嘲热讽。动不动就说我没出息,不像个男人,考次试考不过就想要放

弃了。

我：你是说她开始用"激将法"了？

杰：她什么动机我不知道，反正，我从小到大都是被人夸大的，从没受过这种窝囊气，她这么说，我就真的想放弃了。

我：你的意思是，当你听到她埋怨的时候，你会不舒服？

杰：是的。说句心里话，我特别怀念谈恋爱和结婚后两年的日子，那时候的她对我真是百依百顺，看我的眼神都充满了崇拜和迷恋，每天我去上班，她都会说："老公，加油。"晚上我在电脑前加班，她也会给我冲杯咖啡，帮我揉揉肩膀。那时的我，每天都像打了鸡血似的，即使是再大的工作压力，也压根儿不觉得累。哪里像现在，每天我还没出门，她已经走了，晚上我回来了，她还没回来。即使在一起，她也是用一种失望的眼神看着我。后来，我都害怕看她了。

我：你很渴望她可以用赞美和认可的眼光来给你支持，这样，你就会感到一种力量和信心？

杰：对，对，就是赞美和认可。我真的希望她可以继续像过去那样。有时，很孤独无助的时候，我也在想我又不笨，一路上这么优秀，怎么现在就过得这么惨呢？会不会是我也需要被爱、被鼓励的感觉啊？

我：当然需要，每个人都需要啊。为什么不直接向她表达你的这个诉求呢？

杰：表达过，但是她说："等你做出成绩了，我就会像过去那样爱你了。"

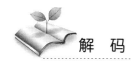

解　码

如此优秀的杰，却落到如此悲催的境地，假如他自己或者他的妻子知道"依恋系统"这个概念的话，或许，他们就不会徒然浪费五年的幸福光阴了。

所谓"依恋系统"是指假设我们体内有一个情感系统，也有专家称它为人的第三种本能，第一种是性本能，用来繁殖后代，第二种是攻击本能，用来自我保存。而依恋系统可以去对抗"不安全感"，即想办法和另一个人建立情感链接，获取安全感，是一种情绪系统的必备消耗品。在童年，我们主要通过母亲来获得安全感，母亲就好像一个"安全基地"一样,当我们要出去冒险的时候,我们会先在她那里逗留,获取足够多的安全感(母亲的鼓励和设身处地地感受孩子情绪的能力),就好像充电一样,等充好电了,我们就会出发去冒险,去自我成长,然后,当我们在外遇到危险和挫折时,我们又会回到母亲这个"安全港",补给安全感。一旦情感上得到满足,那么理性的功能就会充分发挥,继而自发地寻找到解决困境的方法。等到我们成年了,尤其是结婚后,那么,我们的"依恋系统"的重要补给对象就变成了丈夫或者妻子,相应的,当初母亲的鼓励和共情就变成了亲密对象间的欣赏和赞美,也有人说是爱的五种语言:肯定的言辞,精心准备的时刻,用心的礼物,服务的行动,身体的爱抚。

 ## 支 招

我邀请杰的妻子加入到我们的咨询中,借助咨询的坦诚平台,杰说出了自己的委屈和期望,而杰的妻子也被触动了。因为,她理解了自己的丈夫不是没有志向,而是自己急于求成,只是盯着结果,而忽略了杰的内在情感需求,而在缺乏安全感的状态下,确实每个人都很难投入地去做他想要做的事情。她意识到如果她继续肯定的言辞和服务的行动,那么杰的"依恋系统"就会获得满足,他卓越的理性和智商就会被调动起来,从而能快乐和充实地去挑战人生的难关。

妻子变成女汉子，我就不行了

倾诉男主角： 楠（化名），32 岁，外企业务经理

心理咨询师： 陈天星

眼前的楠，西装笔挺，皮鞋锃亮，乍一眼看去整个人英俊潇洒、自信满满的样子。然而，当他坐下后，却很久没开口，支吾了半天，这才面红耳赤地吐露了自己的难言之隐。

父亲说，女子无才便是德

我出生在一个小城市，爷爷是个小地主，在"文革"时被划分为黑五类。这直接导致了我父亲虽然从小聪明好学，却最终连初中都没读，小学毕业就随着爷爷到处做杂活。三年后，父亲进厂做了一名技工。几年过去了，父亲因为能力突出，人缘又好，被选为了经销处的处长，经常全国各地跑，去推销产品、购买原料。可就在这时，父亲却做了一件令大家都大跌眼镜的事情——作为厂里的黄金单身汉，他娶了一名文盲，也就是我妈！

我爸当年下乡的时候，看上了我妈——一个虽然漂亮、但从没上过学、家里条件也不好的村姑。对于自己的这一选择，父亲在我有一次失恋后，跟我谈起过。我爸说："以后找老婆不要找和自己一样级别的。你已经是研究生了，以后就找个本科生好了。女子无才便是德，太聪明，压不住，只要长得好，生个壮实孩子就行

了。"当时我听了，虽然在理智上知道这种观念很陈腐，但后来我还真就找了个中专生。当然，她确实年轻漂亮，是她们那一届的系花。

妻子看电影时突爆粗口

婚后我进了一家跨国公司开始跑业务，虽然辛苦，但薪资很高。妻子那时在一家小公司做前台，虽然赚得少，但有时间照顾家里。不久，我们就有了宝宝。两年前，孩子进了幼儿园，妻子换了一份工作，给名牌商品做导购。

令我没想到的是，妻子赚的钱渐渐超过我了。我心里有些失落，加上听到过不少有关女人通过傍大款来赚钱的传闻，于是变得担心起来。为此，我偷偷去妻子工作的地方看过，发现她的工作确实挺赚钱的，这才放下了心。

或许接触的人多了，妻子的社交圈扩大了，常会去参加一些培训、聚会，在家的时间也慢慢变少了。

两个月前，我们一起去看电影。结束时，她突然低声来了句："这什么傻×导演拍的！"当时，我震惊得下巴都快要掉下来了。在我印象里，妻子一直是个乖乖女，怎么现在变得这么粗俗而有攻击性了？我问她："你不怕你妈妈知道你骂脏话啊？"结果她说："都什么时代了，还我妈、你妈的，个性点好不？真该带你见识一下我们培训班上的女汉子们！"

可怕的梦醒后，我阳痿了

当晚，我就做了一个可怕、羞耻的梦。我梦到自己与妻子亲热，她说这次她要在上面，我说好。可没想到，做着做着，我的生殖器就这么突然断裂了。一阵人仰马翻中，我被拉上救护车，却不知怎么地被送到了火车站，手里多了一张车票。我一看是到老家的，就急了，大喊："快给我做手术啊，等到了老家，就来不及啦，我就废啦。"但就是没人理我，空荡荡的候车厅就我一个人，无论怎么喊也没人来。又急又怕之下，我被吓醒了……

做了这个梦后，两个月来，我发现自己无法和妻子过夫妻生活了，每次总会不自觉地想到那个梦,然后就半途而废了。

意识层面我知道自己可能是有些压力,而且,感情上我们还是彼此相爱的,妻子也没有因此看不起我,可我就是克服不了自己的联想。后来我去医院检查,医生说是心因性阳痿……

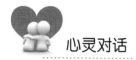

心灵对话

我: 面对赚钱越来越多、攻击性越来越强的妻子,你是不是感到一种陌生感和挫败感?

楠: 嗯,她的转变真的是巨大的,过去一直都是乖乖女,现在却越来越像女汉子了。

我: 你好像也很担心她提出更高的性要求来?

楠: 是啊,一直以来我都认为她很崇拜我,我也可以在性上满足她,但是,近来我越来越害怕,甚至开始怀疑她以前的高潮是不是装的。当然,最近的阳痿就更打击我了。

我: 看来过去你们夫妻关系中,你有着比较强的性自尊,但是,现在被打击得下降了很多,这种挫败感确实是让人很苦恼的。

楠: 是啊,我现在都感觉没脸见人了,以前工作都是信心百倍的,现在一想到自己连老婆都征服不了,还能干什么?

我: 听上去你好像有些大男子主义?

楠: 啊,连你也这么说我,难道我真的有大男子主义?以前,同事朋友们这么说我,我一直没当回事。

我: 不过我更好奇的是,你的这种思想是从哪里来的? 应该和你的父亲有点关系吧?

楠: 你这么说,我倒想起一件事情来。那是我读初一的时候,暗恋一个女孩,因此耽误了学习,不知道该怎么办。有次家里来了父亲的不少朋友,他们一起喝酒。一个叔叔劝我爸去外地做个投资,另一个叔叔就说,我爸不会去的,嫂子不会答应的。结果,我爸说,咱们兄弟做事,她们女人懂什么,女人就是衣服,想做大事就不要儿女情长、英雄气短。我当时听了意气风发,感觉做人就要这样,也因此抛开了暗恋,重新把精力放到学习上去了。后来我才知道,父亲说女人如衣服,是从《三国演义》里面学的。

我:看样子,你爸确实相当的大男子主义啊。

楠:嗯,在家里,我爸和我妈的关系绝对是我爸说什么,我妈都顺着。

我:你认为这才是一个婚姻应该有的、正常的模式?

楠:嗯,或许吧。

我:当你妻子说粗话的时候,你认为她开始释放攻击性、挑战权威了,她从此就不会再崇拜你,也就不会对你百依百顺了?

楠:嗯,我当时确实感到她变得难对付了。

我:你希望她像你母亲那样,一生都对自己的丈夫保持一种崇拜和顺从?

楠:那是理想状态吧,现实中一直顺从也不可能。只是,我不知道她改变了之后,我们的关系会怎么样。

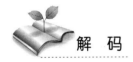

解 码

从精神分析角度而言,这是一个经典的"恋母情结"冲突所造成的心因性阳痿的案例。

所谓"恋母情结"是精神分析学派的一个假设,指每个男孩在三到六岁的时候,都会在潜意识对母亲产生性幻想。但是,他同时感到来自父亲的阻力,这时就产生了焦虑,为了防御这种焦虑带来的痛苦感,男孩的潜意识开始认同父亲的性格和生活方式,也就是说,变成父亲这样的男人,然后,就可以去拥有母亲这样的女人了。任何一个男孩,经历了"恋母情结"之后,都会建立一个"超我",也就是道德和理想。

我们可以清楚地看到,楠继承了他父亲的大男子主义"超我",即"女子无才便是德,女人就应该顺从于男人,女人不该具有攻击性,女人不该挑战权威,女人不该在性关系中主动"。原本,楠的妻子是符合他这个标准的,然而,随着经济地位的上升,眼界思想的开阔,他的妻子渐渐地变得独立、自信、主动起来。面对这样一个妻子,楠的意识层面或许是想要去接受的,但他的潜意识层面却受到了来自父亲的影响。用精神分析的语言来说,潜意识中,他父亲会说,你如果不能变成我这样的男人,我就阉割你,你不配得到你喜欢的女人。潜意识中男性生殖器象征着权力;被阉割,表现在现实中就是面对妻子在性关系上不再自信了,也就造成了心因性阳痿。这点楠的梦也可以证明,做爱姿势变成妻子上位,这是家庭权力结构的变化,然后,楠的生殖器断裂,就说明楠在潜意识中被阉割了。

支 招

我和楠通过多次咨询,使他意识到父亲给予的"超我",是一种具有时代局限性的观念。楠决心增加自己人格的开放性,接纳更多的思想和自由。同时,他的妻子也主动配合他,两人重新规划了家庭的目标,谁赚钱的机会多,谁就负责赚钱,另一个人多花时间在家庭上。这样,曾经的竞争嫉妒关系,变成了合作共赢的关系,同时,两人的性关系又走向了和谐和快乐。

她爱作，他爱逃，到底谁有病？

倾诉女主角：淑（化名），30 岁，私营业主

倾诉男主角：涛（化名），36 岁，私营业主

心理咨询师：陈天星

　　淑走进咨询室的时候很紧张，跟我打了一个招呼后，就坐在沙发上拘谨地看着我；涛则是一副爱理不理的样子，打量了我一番后，对淑说："我们还是不要做咨询了吧，有什么用呢？"

　　淑和涛是一对夫妻，两人 6 年前认识，之后在上海做起了水果生意。现在，生意做得比较大，有五六家分店了。

　　然而，事业的蒸蒸日上，却并没有带来婚姻的美满和谐。主要的问题是，每隔两年左右，涛就会突然"失踪"约一个星期，没有人知道他在哪里，干了什么；而淑则会在这一个星期内惊慌失措、异常焦虑。

　　他们这次咨询前的一个月，涛又一次离家出走，淑则在这期间有惊恐发作：那一晚，淑突然感觉强烈不适，感到胸闷，气透不过来，心跳得特别厉害，出现不自觉的颤抖，感觉自己失去控制、快要死亡了。淑赶忙打 120，又叫朋友过来帮忙带孩子。但是在被送往医院的路上，情况好转，到了医院，淑觉得自己没必要进一步治疗，又从医院打的回来了。

　　这一次他们来做咨询是因为，涛认为淑有精神病，要是再不治疗的话，他指不定哪天就离家出走，再也不回来了。淑也拿不准自己到底有没有病，但是，为了家

庭的完整,她同意去医院看病。

但是,那天到了医院门口,淑又感到特别委屈,她认为自己明明是被涛离家出走吓的,怎么就成有病了呢？于是坚决不进医院了。涛很气愤,表示她要是不看病的话,回去就准备离婚。两人争执不下,淑突然提议要不做个心理咨询,看看到底是谁有病？

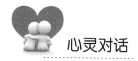

心灵对话

淑: 我觉得自己现在过得特别惨,他动不动就离家出走,一走几天,连一个电话都没有。我给他家人打电话,他们都说他小时候就这样,没事的。可我就是紧张得要死。

涛(轻松地插话): 紧张个啥,我不是给你留条了吗,说是过几天就回来吗？

淑(开始激动): 你以为别人都和你一样冷酷无情啊！

我(看着淑): 对于他的突然离开,你感觉很紧张和恐惧,这时候你会有什么想法呢？

淑: 我就会想,他要是在外面被人打死了,或者,他跑去和别的女人结婚了,我和儿子可怎么过？

涛: 神经病！我好端端一个成年人,不会保护自己啊？

我(看着淑): 感觉你好像很缺乏安全感,不知你对这点能想起些什么？

淑: 我也知道自己缺乏安全感。我五岁的时候就没了妈妈,爸爸后来也离开家乡再没有回来。我和弟弟一直寄养在外地的亲戚家,从小就要看别人的眼色。直到现在我和弟弟打电话的时候,都会忍不住想流泪。

我: 想不到你童年的经历这么悲伤。我想这么多的心理创伤,一定让你对任何形式的分离都感到很害怕。

涛: 哎呀,老谈这些陈年旧事干嘛,你也都30岁的人了。现在生意不错,儿子也不错,还有啥不满足的,天天自己吓自己。咨询师,你都不知道她有多夸张,有时晚上11点多我下去买包烟,她都拦住我不让去,害怕我被人抢劫。看电视也是,一看到悲情剧,就非要我发誓这辈子不许欺骗她和儿子,搞得我哭笑不得。

我(看着涛):你好像不能理解她这种对分离的焦虑?

涛:我也能理解,毕竟,小时候没有了爹妈。只是,她做得太过分了。什么事,都要和我"作",没事找事。比如,我们办了五家分店了,效益不错,我就想再扩张几家,她非要说我和其中的某个分店女经理关系不清不楚,要我辞退人家。我说我只为赚钱,既然人家能为我们赚钱,我为什么要辞掉人家? 她为这事三番五次地和我折腾,后来我烦了就索性一个人出去静静。

淑:什么只为赚钱? 这个女经理是我们第四家分店的,从开起来到现在都是在赔钱,而你也就知道跑这家店,还把其他店的资源往这家店调。假如真的为了赚钱,一把关了,尽早开其他店就好了。谁还不知道你想什么呢?

涛:你就是短视,这家店为什么赔钱,我不是给你解释过了吗? 我们上了一套自动化的设备,还在试验阶段,一旦掌握了,马上就可以复制到其他店了。你不能又想马儿跑得快,又想马儿不吃草吧?

淑:你也别整天就是管理思路要改进了,设备要更新了,经营理念要上档次了。我看这都是借口! 动不动就放弃家庭的人,才是一点责任感都没有的人。

涛:唉,和你过日子,真是要把人气死。

我(问涛):你的意思是,你们的很多生活理念和经营理念都是冲突的,这让你感到很难受。

涛:是啊。这也是我离家的原因,我感到在她这样的紧迫盯人之下,自己没有思考的空间了。

我:为什么你离家也不告诉其他人呢? 哪怕是你自己的父母啊?

涛:他们早习惯了。我从初中就开始住校了,十天半月不和他们联系,很正常的。哪里像她和她弟弟,三天两头的要视频,还动不动就对着屏幕哭,太多愁善感了。

淑:是你们家都冷酷无情好不? 一年到头,几乎没几个电话,我都不知道你是不是他们亲生的?

涛:你别夸张了,也就你这样内心没有安全感的,才需要经常腻歪在一起。我看我们家就挺好的,没事就你过你的,我过我的,有事了大家一起处理。

我：看起来，你们不同的家庭成长环境，给了你们不同的理解情感的方式。

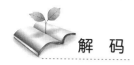

解 码

通过心理咨询，我逐渐确定了淑和涛的"依恋风格"，从而，揭开了他们彼此折磨的行为背后的心理模式。

"依恋风格"是指我们每个人从出生起就会从自己的父母那里学习一套亲近别人、尤其是亲近母亲的模式，当你学会运用了这种模式，那么，你就被确定属于某一种依恋风格了。科学研究发现，一般存在四种依恋风格，分别是"安全型依恋"、"焦虑先占型依恋"、"逃避型依恋"和"混乱型依恋"。

形成"安全型依恋风格"的人，一般是在很小的时候，母亲可以共情和理解孩子的情感需要，个体的人际关系的核心组织原则是"妈妈是爱我的，我可以去大胆地探索世界"。从而，个体内心世界拥有了安全感，可以带着这种安全感去探索和享受人际世界和物质世界。

形成"焦虑先占型依恋风格"的人，很小的时候母亲对孩子发出的情感信号不敏感，导致孩子内心安全感部分缺失。个体的人际关系的核心组织原则是："我不确定妈妈是不是爱我，我必须先解决妈妈爱我的这个问题，然后，才能去探索世界。"从而，个体缺乏一种安全感，一种害怕被抛弃的先占性想法控制着他，于是，个体会执着于事先获得被爱的承诺，否则，个体不会放心地去探索世界。

形成"回避型依恋风格"的人，很小的时候母亲对孩子的情感信号是拒绝的。个体内心的安全感是全然缺失的。个体的人际关系的核心组织原则是："我确定妈妈不爱我，探索或者不探索世界，是无所谓的，反正，没有什么快乐和意义。"从而，个体会对人际关系报以一种冷漠的态度。

形成"混乱型依恋风格"的人，很小的时候母亲对孩子的情感信号的回应方式是混乱的，从而，导致个体的依恋风格比较混乱，是上述三种风格的混合物。

科学调查发现，在人际关系中，一般"安全型依恋风格"的人会去找"安全型依恋风格"的人结婚，而且，离婚率不高。而"焦虑先占型依恋风格"的人会比较多找

"回避型依恋风格"的人结婚,但是,离婚率比较高,如淑和涛这一对。其实原因很简单,"焦虑先占型依恋风格"的人(比如淑),会经常性地要求她的伴侣给予她爱的承诺。那么,安全型依恋风格的人,就会感到不被信任,或者感到累,从而,不愿意继续和淑这样的人交往,所以这两种类型的人,从恋爱发展不到结婚。

但是,涛这样的"回避型依恋风格"的人,因为不知道爱的情感意味着什么,于是要么反复答应给予爱的承诺,要么压根就不理睬,这两种方式都会激起"焦虑先占型依恋风格"人的强烈情绪,她们会不依不饶地去争取更多的爱,直到有一天她们发现原来对方从来就没有理解她所要求的"爱"是什么,她们才会绝望地从这段情感中撤出。

 支　招

我给他们直接做了心理教育,也就是依恋风格的科普式教育,然后,在每次的咨询当中都会去激发他们对自己依恋风格的觉察和反思。当咨询到后期的时候,淑和涛都对自己的依恋风格有了领悟,淑表示自己要增加内心的安全感,一来生活条件好多了,她该学会享受生活了;二来,她会尝试从儿子、从朋友那里获得安全感,而不只是盯着涛。而涛也表示,自己的原生家庭对待情感是有些冷漠,他也愿意更多地理解淑对分离的恐惧,表示再也不会玩"失踪"了。

心中的"牛人"丈夫为何成了"废物"?

倾诉女主角: 燕(化名),31 岁,职员

倾诉男主角: 亮(化名),33 岁,职员

心理咨询师: 陈天星

亮和燕是一对年轻夫妻,来咨询婚姻问题。亮沉默内敛,燕的情绪则比较激动,言语也比较激烈。其间,我不得不几次中断他们之间的对话,强调有话好好说。

下面是燕的倾诉。

我妈说,看不出他爱我

我老家不是上海的,大学毕业后来上海打拼。转眼间,就到了 28 岁。回顾来上海的那几年,钱虽然赚了一些,但依然买不起房;恋爱虽然谈了几场,却仍然没能出嫁。每每拖着一身疲惫回到租住的小屋,我就觉得无比寂寥,那时我会想,要不找个人结婚吧,不需要他多英俊多有钱,只要他能与我一起在这个城市里相互取暖,就够了。

通过相亲,我认识了亮。第一印象真觉得他貌不惊人,性格也木讷,并不是以前我一贯喜欢的开朗帅哥。然而,几次失败的恋爱经历,让我以为,这样的理科男虽然不浪漫,但应该会比较老实,也可能会比较顾家。于是,我告诉自己:"你也不

小了,就别再挑了,就这个人吧。"

确立关系没多久,正好过年,我就带着亮回老家了。没想到,母亲对亮却不满意,语重心长地对我说:"在咱家,我是强势的,你爸都得听我的。可你爸就算没出息吧,也会哄我。你找的这位,在上海也就一技术员,看不出有啥大能耐,最关键的是,他既不爱说话,也不愿意哄你。说白了,你爸是爱我的,愿意以我为核心,可我看不出他是爱你的。"我当时回答说,自己也谈过几次恋爱了,可惜都没成功,再说自己也年纪大了,实在是等不起了。在我的坚持下,父母还是答应了我们的婚事。

婚后,我们很快有了自己的孩子。结婚三年,最快乐的时光是我怀孕后的半年。我们每天一起饭后散步,一起制定未来的规划。可是,从怀孕后期亮的父母到来后,我的噩梦就不知不觉地开始了。在我家,大事小事都是我妈说了算,可在亮家,两个男人才是天,家务活完全落在女人身上。亮的妈妈来了以后,特别看不惯我差使她儿子,而亮的爸爸则是一副大爷的样子,不仅不帮一点忙,还喜欢挑三拣四。

孩子出生后,矛盾就更多了。我觉得,既然是个男孩,就该"散养";可他与他妈却认为,孩子是很脆弱的,一定要仔细地"圈养",因此他们什么也不让孩子玩,动不动就说这样不行、那样不行。有一次我实在看不过去,就说了一句:"儿子再这么被你们宠下去,将来就是另一个你,五谷不分、四体不勤,整一个百无一用的废物!"这句话算是捅了马蜂窝,他家三口一致对外,把我大骂一顿。更让我伤心的是,亮居然还动起了手……

下面是亮的倾诉。

在她心里,我是没用的人

我也是新上海人,是家中独子,父母都是工人。因为我从小聪明,比较会读书,家人一直引为骄傲,所以除了学习,大小事一概不用我操心。然而一帆风顺的生活在高考时发生了转折。先是我的高考成绩离第一志愿北大差一分落选;接着,父母因为担心我的独立能力,怎么也不同意我调配专业,最后,我只能留在家乡上了一个一类大学。我感到,自己的一生在拿到录取通知书的那一天就结束了。那以后,我对什么都不那么执着了,很多决定都是随波逐流的。毕业后我来上海找工作,是因为同门师兄的邀请。与燕结婚,说实在的,也只是因为年龄到了,爸妈一直催促,既然大家都有结婚的意愿,相处得还行,那么就结婚吧。

刚结婚时,燕挺温柔体贴的。不知从什么时候起,她就越来越作。我知道,婆媳之间确实比较难处,但作为小辈,不是该孝顺长辈吗?更何况,我妈来也是为了照顾她和孩子呀。可她倒好,不仅不感激,还要挑剔。更主要的是,她不仅挑剔我父母,还挑剔我。

至于那次会动手,我也实在是气得不行了。原来在她心里我是个没用的男人,这让我感到无比气愤和受伤。

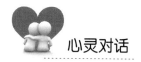 ## 心灵对话

燕: 每天下班我很累,回到家中,说实话我也感谢公公婆婆可以帮我们带孩子,可是我就是感觉融不进去。每当看到他们一家围着孩子转的时候,我心中总有一种不舒服的感觉。

我: 你在这个家感到孤独?

燕: 对,对,对,就是孤独的感觉。他们三个人抱成一团,丝毫不顾及我的感受。

亮: 你说话注意点好不?我爸妈从咱俩结婚起,哪一件事不是为了我们好啊?是你自己眼高手低,只想过富人的日子,不想好好带孩子,整天看什么都不顺眼,参加个朋友婚礼,看人家过得比自己好,回来就发脾气。

燕: (语速加快,眼神也变得很不屑的样子)我是虚荣怎么了,哪个女人不虚荣了?男人赚钱、女人花钱就是天经地义的事。你自己没本事,还嫌我虚荣了?结婚前,看你是个考北大差一分的牛人;结婚后,才发现雄心壮志都没有,这么多年了还是一个技术员,废物一个!

亮：（脸色有些发红，眼神中也尽是鄙夷）你说谁废物呢？你有种再说句试试？我长这么大也就受你的气了。你白富美？有本事嫁官二代、富二代啊。我还就告诉你，我就是屌丝的命，我就爱当屌丝了。

我：你们平时也是这么沟通的吗？好像彼此投射得很厉害啊。

燕：什么叫"投射"？我不明白。

我：哦，不好意思，这是心理咨询的一个术语。意思是我们把自己不喜欢的特质或者感受说成是别人的。比如，我自己感到无能，却喜欢说这种无能感是别人无能才造成的。

亮：你绝对说对了。她整天说我无能，可是现在的房子是我家出首付买的，工资也是我赚得比她多，孩子也是我爸妈帮着带的。有时，我就想，她怎么就不知道感恩和知足呢？

我：或许，她是对你这个考北大就差一分的牛人有很高的期望吧？

燕：是啊，我也想对你温柔和鼓励来着，刚怀孕那段时间真的很好。可是，后来两年都过去了，你还是老样子，事业也没搞上去，让我还有什么热情对你说好话啊？

我：（转向亮）燕对你的这两种态度，你有什么不同感受呢？

亮：（沉默了一会儿）说实话，我们刚结婚那段时间，我特别开心，每天她都很鼓励我、信任我，让我感到自己又可以像考北大一样，工作很拼命。可是我运气不好，偏偏公司失去了几个大客户，别说职位提升了，没被裁员就不错了。可是她不理解，一看我没起色，就认定我能力不行，说我谈恋爱时说要让她过上好日子的承诺都是假的，其实我就是个一无是处的人。我一听这话就生气，起先是躲着她，后来听烦了就动手了。

我：听起来，你期待她可以信任你和支持你，而且，她这样做的时候，你是很开心和专注于事业的。当她变得失望的时候，你也感到了无奈和愤怒。

亮：是的，只是每次愤怒过后，我都自责。或许，我真的不行吧，她只是说出了我不敢面对的事实。

我：先不要急着下结论。好的夫妻沟通就好像氧气一样，让你干什么都有劲；糟糕的夫妻沟通就像雾霾一样，让你提不起劲。所以，你们的沟通方式一定要改善了。

燕：老师你说，改善还来得及吗？我妈说既然他都动手了，就一定要离。

我：嗯，事情发展到这个地步是蛮遗憾的，不过，也不必如此悲观。很多调查都发现，幸福的婚姻也是经历很多的风雨后才达成的。

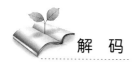

解 码

从精神分析的角度，我们可以发现亮和燕在组建婚姻的时候，都没有意识到自己将要面临的挑战和应该承担起的责任。

首先，一个家庭从组建到结束是有一个生命周期的。具体分为六个阶段：① 离家，成长为独立的年轻人；② 结婚，新夫妻；③ 有年幼孩子的家庭；④ 有青春期孩子的家庭；⑤ 送孩子离家，家庭继续向前发展；⑥ 生命晚期的家庭。每个阶段夫妻双方都要面临一些任务和完成一些转变。以下，我们只分析前三个阶段，因为，亮和燕的婚姻只发展到这个阶段。

第一阶段：离家，成长为独立的年轻人，心理任务为面对并接受自我在情感和经济上应负的责任。具体有三点：① 从各自的原生家庭中分离出来；② 发展同龄人之间的亲密关系；③ 在工作和经济独立方面确立自我。亮可能比较满意自己的工作和经济状况，但是他感受到了来自燕的影响，导致对自己的负面评价。而燕会无意识地运用投射的防御方式来避免面对自己的弱点，这会影响到她的独立自我。其实她的愤怒很大部分是来自对自己的无能和不满。

第二阶段：结婚，新夫妻，心理任务为完成对家庭的承诺。具体有两点：第一是婚姻系统的建立。燕虽然结婚，但是还时常有种失落感和后悔，这些都妨碍到她对家庭的付出和承诺。其二是重整和延伸家庭以及朋友的关系，并将伴侣纳入自己的关系系统。燕需要客观地重新看待朋友间婚姻的差异性，盲目的比较和嫉妒都是不全面的，毕竟婚姻不再只是两个人之间的比较，而是两群人之间的比较；同时，亮也需要去多见见和尊重燕的朋友圈，否则他会误解更多。

第三阶段：有年幼孩子的家庭，心理任务为接受新的成员进入家庭。具体有三点：① 调整婚姻系统,为孩子留出空间;② 共同承担孩子的养育工作、经济负担和家务劳动。燕忽视了亮在这三方面的付出,导致更多的抱怨;③ 重整和延伸家庭的关系,使其包含父母和祖父母的角色。这点尤为重要,也就是说亮和燕都必须清楚地意识到自己已经是父母了,而不单只是自己父母眼中的孩子。所以,亮需要尊重妻子被排斥的感受,并就这点和自己的父母进行沟通,让父母在教育孩子和尊重他们小夫妻独立空间方面,做到更大的理解和包容;同时,燕也需要走出"强势母亲"的家庭文化,更多地以平等的心态,尊重亮的家庭地位。

 支 招

在心理咨询室中,亮和燕必须直接面对彼此,而不再是通过自己的父母来完成对彼此的判断。比如说,当亮说"你做得就是不对,我爸妈都感觉你……"时,我就会阻断他,而是鼓励他说出自己的意见:"你做得就是不对,我感觉你……"同样,当燕说"当初我们结婚,我妈就说……"时,我也鼓励她说出她自己的意见:"当初我们结婚,我就说……"结果,他们的自主性(我是我自己的主人)很快就被激发出来了,两人都愿意承认,婚姻的选择是自己做出的,自己也愿意为了这个选择而付出努力。按照理论,一旦他们能够成功地从各自的原生家庭中分离出来,那么,剩下的有关家庭发展的任务就会渐次展开,而他们也具备足够的资源和能力来一一解决,只要他们意识到必须尊重婚姻中的另一半。

丈夫问我是否需要他，我却无法回答

倾诉女主角：童童(化名)，32岁，职员

心理咨询师：陈天星

童童有着相当迷人的外表，笑起来有两个甜美的酒窝以及亮白的牙齿。她的眼神仿佛有种穿透力，给人感觉是那么自信大方。但是，随着咨询的进行，她无意中把沙发的抱枕抱在了胸前，紧紧地，甚至出现了前后摇摆的动作，宛如身处妈妈怀抱中一样。她的这个举动，让我突然意识到，其实在她表面的自信下面，有着一种深深的寂寞，一种渴望被爱和被温暖的情感需求。

下面是童童的讲述。

幸福的童年和慈祥的父亲

我是上海人，曾有一个非常幸福的童年。我爸爸是一名工程师，妈妈是一名银行出纳，我是在爸爸32岁时出生的，所以，我想他应该非常爱我。

记忆中，爸爸是一个上海好男人，每天当妈妈和我还在被窝里的时候，他就会跑到菜市场去买东西准备早餐了。每年他都会认真地筹划安排妈妈和我的生日，而他自己的生日就随便过了。而在工作上，他又是大家眼中的专家，说话从来都是一本正经，非常严谨。但是回到家中，他就会变成一个温柔的爸爸，愿意蹲下身陪我一起玩耍，不论我怎样闯祸和捣乱，他都会幽默地替我开脱。妈妈呢，也算典

型的上海女人吧,有些嗲,有些作,经常看到妈妈冲爸爸发脾气,但是,爸爸都会让着她,赔着笑脸。总之,我感觉自己的童年是很快乐的,有个既厉害又慈祥的爸爸,也有个不错的妈妈。

我从小就聪明,老师们都很喜欢我,再加上可能受父亲的影响很大,我也喜欢扮演权威,所以,我有很多朋友,因为我可以帮她们解决问题,帮她们拿主意。

因父亲生病,我匆忙结婚

可是所有的好日子,都在六年前结束了。六年前,也就是我 26 岁时,父亲被检查出患有中期肺癌。你能想象吗,在我人生最快乐、快要实现梦想的阶段,我的父亲却得了绝症!我只记得自己好像是突然"被长大"了一样,开始从公主的城堡中走出来,去接受什么是现实,什么是责任。我想到的第一件事,也是父亲最希望看到的事,就是赶快找一个男朋友。其实,从我读大学开始,就没断过男朋友,但是,后来都因为性格不合而分手了。本来,我想自己还年轻,可以慢慢找。但是,这次不同了,我仿佛给自己下了军令状,只准成功,不许失败。

好在我追男人好像很轻松,只要我愿意就能成功。所以,在朋友的介绍下,我和现在的丈夫斌(化名)认识了三个月就结婚了。他是北京人,也是一个很有名气的健身教练,可为了我他愿意到上海来,也愿意帮我一起照顾父亲。

父亲在经过化疗、放疗等措施后,已经越来越虚弱,不过,随着我的儿子出生,父亲变得乐观起来,整个家庭也显得有了生气。因为父亲病情和心态的好转,我也放松了很多,做起了家庭主妇。但是,斌的事业却一直发展不顺利,他总说上海人与北京人的思维差异太大,他适应不了,而我总认为事在人为,不成功就是自己不行,哪有那么多外在的理由。他因此感觉我不理解他,也开始变得宁可下班后找个地方喝酒,也不愿早点回家陪我和儿子。我考虑到他宁愿放弃北京已有的一切来上海陪我,也就迁就了他的这种不上进。终于,等儿子过完三岁生日,我感觉自己作为母亲的角色可以放一放了,而且,家庭的财务情况也不允许我再在家待着了。于是，我把孩子送进了每个月需要支付高昂费用的私立幼儿园，并拜托母亲照顾，然后，毅然地和一个好姐妹开起了网店。

可能我本来就是一个好强能干的人吧，仅仅半年时间，我们的网店就有了相当的规模，我也开始陶醉于创造财富的快乐。

他愿回上海，我却犹豫了

但是，人还是抗争不过命运的。一年半前，也就是我开网店一年后，父亲在家突然昏了过去，被送到医院抢救。等我赶到医院的时候，他已经离开了。难以想象，他就这么走了，没有任何遗言，没有什么嘱托给我这个女儿。

父亲走后，虽然我非常难过，但因为业务很忙，加上还有儿子要照顾，我只能整理心情，重新投入到事业之中。没想到，此时斌突然提出他想回北京发展。原因是，他这五年来在上海事业上一直在走下坡路。我考虑到作为一个男人，斌肯定有自己的自尊心，加上儿子现在由我母亲来照顾，或许，让他回北京发展也是好事，于是我同意了。

但是，令我没有想到的是，三个月前斌突然提出离婚。我完全不能接受，于是立刻飞到北京，使出浑身解数，终于让他回心转意了，答应和我维持婚姻。然后，我飞回上海，又开始继续自己的事业，同时在内心祝福他也能在北京成功，即使是两地分居，但是，我想只要积累财富，日后可以给儿子一个好的物质条件，这场婚姻也是值得的。一个月前，他突然飞到上海，问我是否需要他，要是需要，他就重新回到上海，开始自己的事业，并且会好好爱我和儿子。

可让我感到害怕和困惑的是，这一次我竟然不知道该怎么回答他了。当时，我敷衍了几句，没给他明确答复。看得出来，他挺失落的。等他回到北京，我一个人的时候，我发现自己变得惶恐不安，很焦虑，每天做事情也无法集中精神。这种情况我从来没有遇到过，以前不论再大的事情，我都很有想法，而且，一旦决定了就可以去执行，但是，这次我感觉自己好像心理瘫痪了一样，什么也做不了……

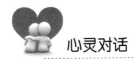

心灵对话

我： 你说你并不是为了要不要离婚来咨询的，而是因为你自己感到现在内心充满焦虑，却又不知道为何而焦虑？

童童： 是的，我从来都是一个对未来很笃定、也很有行动力的人，怎么这次在和老公的关系上会表现得这么焦虑和不作为呢？

我： 你认为自己是一个什么都可以搞定的人，不应该长时间被焦虑所困扰，尤其是不应该什么也不做？

童童： 嗯，这也是我来找你而不是其他朋友的原因。因为，我认为从来都是我给朋友们出主意，他们根本就帮不上我的忙。

我： 感谢你对我的信任，但是，我想我能做的就是像一面镜子一样，帮你看清楚你自己。

童童： 嗯，这也是我希望的，我想知道自己的内心到底想要些什么。按道理我应该开心地接受他回上海的想法，然后，一家人快乐地在上海生活。可现实是，我说不出来。

我： 或许，你的潜意识想要离婚？

童童（有些吃惊地看着我）：你认为我应该离婚？

我： 你现在感觉很震惊？

童童： 哦，是有些震惊，甚至有些吓到自己了。其实，我一直感觉他没有给我那种想要的浪漫和关心，但是，无论再怎么样失望，也没有想到和他离婚。

我： 你害怕让自己意识到婚姻的失败？

童童： 是的，我真的害怕，尤其是这几年多亏了他，我才有勇气照顾父亲的。

我： 嗯，或许，现在你的焦虑和父亲的去世有很大的关系。

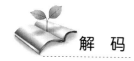

解 码

从精神分析角度而言，一个人体验到莫名其妙的焦虑，往往具有信号的价值，它提醒着我们内心一定是出现了冲突。弗洛伊德认为，人格结构分为三个部分：本我、自我、超我。对应的就有三种焦虑类型："现实焦虑"，来源于自我和环境的冲突，比如，一个人确实因为没有钱生存而导致的忧心忡忡；"本我焦虑"，来源于自我和本我的冲突，比如，一个人无意识地担心自己无法控制自己的性本能，那么，这个人面对异性时总是会焦虑不安，无法放松；"超我（道德）焦虑"，来源于自我和超我的冲突，比如，自我想做一些自由的事情，但是，害怕来自超我的施虐和惩罚。

通过咨询发现，童童的焦虑很可能属于"超我焦虑"，也就是说，她因为父亲生病的原因而草率地选择了斌作为结婚对象，婚后，因为忙于照顾父亲和孩子，她无暇感受到内心对于亲密关系的失望和痛苦。但是，当父亲离世之后，我们可以想象，童童把自己的生命能量从父亲那里撤回，开始再一次关注自己的感受和命运时，那么，她不可避免地会唤醒对亲密感和浪漫感的需求，而这两点丈夫都没办法满足。但是，每当童童想要离婚的时候，她的超我都会出现，提醒她这个男人曾经陪她一起照顾过父亲，要是抛弃了他，就等于对不起自己的父亲，这是不道德的，也是要受到惩罚的。于是，童童感受到了焦虑。

支 招

通过精神分析，当童童能够意识到自己的焦虑来源的时候，她也就能够恢复理性思考的自我功能，从而，让自己冷静下来，一方面完成对父亲的哀悼，一方面尝试修复自己和斌的亲密关系，实在不行，离婚也是一种选择。

丈夫看着病床上的我，却为她流泪

倾诉女主角：洁（化名），29岁，家庭主妇

心理咨询师：陈天星

洁皮肤白皙，身材高挑，打扮得也比较入时，但是，气质上缺乏一种优雅的美感，眼神中更多的是闪躲和迷茫。现在看来，这种优雅美感的缺失，一来是因为她仅仅中专毕业，知识修养不够；更重要的是因为她选择了屈从的人生，精神中缺乏了自尊的底气。下面是洁的讲述。

我感到绝望，也不知道自己接下来该怎么生活了。对这次咨询也没有多想，只想找个专业的、陌生的人，把我心中的事说一说。我的故事是这样的。我12岁的时候，妈妈就因为得病去世了。爸爸带着我和弟弟，比较辛苦地生活。后来，我中专毕业后就在我们那个小地方找点活干。刚20岁的时候，我现在的老公他们家上门提亲了，我公公在当地是比较有名望的商人，据他说之所以选中我，是因为我长得好，家庭背景也简单，人不复杂。以我爸的话说，我这是高攀了。反正，我和我老公也算包办婚姻吧，是先结婚后恋爱。

我从过门就开始了相夫教子的生活，后来，随着家族企业越办越大，我们的物质条件也越来越好。一切都不错，可是就在两年前，我突然发现丈夫有了小三。原因是我发现他经常上网，后来，就看了他的手机，发现了那女人和他的照片，然后，老公说，他和她在一起有一种爱情的感觉，和我没啥感觉。我听后相当难受，

就想是不是自己哪里做错了,才导致丈夫出轨的,可是和他沟通,他只是说和我在一起没感觉了。原本指望公公和婆婆好好指责老公,没想到两个老人说,你们自己的事情自己看着办吧。我也问自己的父亲,他说不能离,好不容易找了这么个富裕的婆家,离了咋办。后来,丈夫可能也是顾忌到家族的面子,又加上小三意外流产了,所以,他也就慢慢不提离婚的事情了。这次来上海前,我很痛苦,原因是半年前我为了守住丈夫的心,就停吃避孕药了,原以为怀孕的消息可以让丈夫开心些,没想到他竟然对我说:还是不要生了,人生蛮累的。我无奈之下就打掉了孩子,他在病床前突然落泪了,我原以为他是为了我的苦难而落泪,没想到他说,想起外面那个女人流产时的痛苦了。当时,我就感到特别的绝望,心想既然他的心中已经没有我了,我还赖着干嘛呢?于是,就主动提出不行就离了吧,可他却又不愿意了,说外面的小三已经和他断了,他会回来,并且好好爱我和儿子的。

其实,我内心还是喜欢他的。而且,要是离婚,儿子一定会判给他,我也舍不得,另外,我也很希望他可以多帮助我的弟弟。但是,我同时也感到自己哪里出了问题,整夜的失眠,体重掉得厉害,白天也很恍惚,不知自己该怎么办。

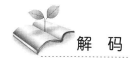

解 码

从图示疗法来分析,洁内心的图示,也就是面对外界刺激所作出的自动化思维和行为方式很可能是"屈从",即为了避免他人发怒,报复和遗弃自己,迫不得已地顺从别人,所以,会过分屈从于他人的控制。屈从主要有两个方面:一个是压抑需要,压抑自己的喜好、决定和愿望,一个是压抑情绪,特别是愤怒。图示一般形成于儿童时期,内心具有"屈从"这类图示的人,一般原生家庭对他们往往是"有条件的接纳",为了获得爱、关注和认可,这些儿童必须牺牲自己的情感和需要,而过分关注他人的愿望和情感。在许多这样的家庭中,父母对自己社会地位和经济的追求,比儿童的需要和情感更重要,就好像洁的父亲,就宁可委屈女儿,也要保障自己的社会经济地位。

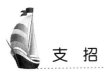

支　招

通过和洁的交谈,我发现洁的自尊需求相对而言是不高的,也就是她没有因为丈夫这样伤心的举动而萌生一定要离婚的强烈争取权利和尊严的想法。那么,如何处理她内心未曾表达的愤怒就是我工作的主要目标。而在接受和处理自己的负面情绪方面,正念的方法是一个不错的选择。正念就是强调我们内观自己的心理世界,沉浸其中,让万般想法和各种情绪都自发地浮现,而不做任何干涉,最后,我们会发现大脑或者精神会吸收和转化这些强烈的想法和情绪,最终,我们会获得一种平静和对自己新的领悟,也就是没有什么是一定要完成的,或者一定要那样做的。

我:下面我们会运用一个心理咨询中的正念技术,希望通过想象中的对话,来了解你的父母带给你的影响。这套技术有八个步骤,你只需要听我的提示语,一步步地进行就好。

第一步,请闭上眼睛,想象自己处在一个安全的地方。运用想象而不是词语或思考,让想象自由地浮现。注意其中的细节,告诉我你想到了什么,你有什么感觉? 有人与你在一起,还是你自己一个人? 享受自己在这一安全地方的放松和安全的感觉。

洁:想象到一家人在超市买东西。老公和儿子都在。我在挑一些水果,他们在一起挑玩具。我感到很开心和放松。

我:第二步,继续闭着眼睛,清除脑中的想象。现在把你自己想象成一个孩子,与你父亲或者母亲在一起,在一个令人烦躁的环境里。你看到了什么? 你在哪儿? 注意细节。你几岁? 想象中发生了什么?

洁:我八九岁的样子,妈妈躺在床上咳嗽,弟弟在看电视。我在给妈妈熬药。我感觉妈妈要发火了,我赶快把药给她端过去,但是她还是嫌我端得慢了。

我:第三步,继续闭着眼睛,你有什么感觉? 你在想什么? 你的母亲有什么感觉,她在想什么?

洁：我就感觉很怕，很不公平，为什么其他小孩都有幸福的家庭，为什么我没有。母亲当然是愤怒的，她从得病后就一直抱怨，她总会说：唉，我怎么这么命苦啊，生下你这么个不争气的女儿，连伺候人都不会。

我：第四步，继续闭着眼睛，让自己同你的母亲对话。你说了什么？你的母亲说了什么？如果可能，让这样的对话尽量长一些。

洁：我说：妈，你能不能不发火啊？只要你说的，我都会努力做好的。我妈说：你还敢顶嘴了，等你爸回来让他好好收拾你。我又说：妈，我究竟做错了什么，你要这样发火？我妈说：你做错了什么，你还不知道？你压根就不该生下来。行了，别说了，赶快去做事。我只好不说话了。

我：第五步，思考一下，你希望你的母亲在想象中做出哪些改变？即使这看起来不大可能。例如，你希望你的母亲给你更多的自由？更多的情感？更多的理解？更多的认同？更少的批评？或者较好的榜样？现在，在想象中告诉你的母亲，你希望她如何改变，注意使用孩子的语言。

洁：（表情很痛苦，眼泪慢慢流了下来）妈妈，你能不能不对我发火呢？我真的在努力做事了。我在学校大家就笑话我穿得差，成绩差，他们总是欺负我。回到家里，我又总担心你骂我。我真的感到很难受，我不知道自己哪里做错了，我真的哪里错了，你说出来，我一定改。妈妈，我真希望你能多笑笑，而不是总是板着脸，我真的看到你就怕。我只希望你可以对我多笑笑，说句：你真是我的乖女儿，这么能干。

我：第六步，你的母亲是如何反应的？接下来在想象中发生了什么？保持这一想象直到这一幕结束，结束的时候你有什么感受？

洁：她听了以后，很震惊，很长时间不说话，然后，她也哭了。她抱住我，开始哭她的命不好，她不该这样对待孩子的。她强调说是自己的命不好，不怨孩子的，孩子是无辜的。然后，她看着我，说：彤彤（来访者小名），对不起，是妈妈不好，以后妈妈再也不骂你了。彤彤长大了，彤彤一直是妈妈的好女儿。

我：第七步：继续闭上眼睛。现在加强自己在想象中作为一个孩子的情感。使这一情绪更加强烈。现在身体上保持这一情绪，脑中清除你作为一个孩子的想象，然后想象一下你当前生活中的一个情境，在这一情境中，你与刚才的孩子有着类似的感觉。不要试图压制它,让其自由浮现。想象中发生了什么?你在想什么?你有什么感觉?大声地说出来。如果想象中有他人存在,告诉这个人你希望他如何改变,这个人是如何反应的?

洁:那就是第一次我问我丈夫他有没有出轨的事的时候。他大发雷霆说我不该干涉他的隐私,然后,他说我整天就知道些家务事,一点也不了解他作为男人需要些什么,说我整天大门不出二门不迈的,已经被时代淘汰了。我当时的感觉就是很害怕,很害怕他真的要离婚,那么,我怎么办。现在这一刻,我好像不害怕了,我只是感到生气,想到明明是你做了对不起我的事,我还要低头,凭什么啊?如果,他就在我身边的话,我现在想对他说,大门不出二门不迈也是你妈让我这么做的,我也想出去多读些文凭或者参加到家族事业中去,可为了家庭我都牺牲了自己的想法。现在你这么说,好像我很懒惰,是不公平的。我希望你在外面风流的时候,也可以考虑考虑家庭的责任,想想怎么才能对得起父母、儿子,当然,能想到我是更好的。他怎么反应?他可能会说,你也顶起嘴来了,你就知道些家务事,你懂什么?

我:第八步,清除这一想象,重新回到安全的地方,享受放松的感觉,睁开眼睛。

洁:我好像感觉有些明白了,这么多年来,其实我内心一直还是一个自卑的孩子,嫁到他们家后,我就感觉自己一直被丈夫看不起,只想忙里忙外的来证明自己,什么事都顺着他的意思。甚至,这次他出轨的事情,我都在找自己的原因,认为是自己不好,他才出轨的。现在,终于明白这不是我的问题。

我:嗯,你习惯于"屈从"丈夫家庭的想法了,以至于不敢表达自己的情绪和想法。但是,这种习惯性的"屈从"也是你的家庭,尤其是你的母亲教给你的,她因为自己的悲剧,而无法欣赏和认同你的潜能,一直把你当做一个失败的女儿来对待。

洁:谢谢你,我知道该怎么做了,我要让自己内心那个自卑的小女孩成熟起来。

自我成长与职场篇

童年的难堪绰号让我至今自卑

倾诉男主角：洋(化名),28 岁,职员

心理咨询师：陈天星

洋看上去有些紧张,他填写的咨询目标是：摆脱自卑心理,成为一个真正的男人。下面是他的讲述。

"神童"被起了耻辱的绰号

我是一个从农村走出来的孩子,家里虽然一直比较穷,但是,我过得还很不错。因为我家不像别人家孩子那么多,家里只有我一个,所以,在我的记忆中并没有太多物质上受苦的回忆。但是,我的童年却饱受精神上的煎熬。

父亲是个很老实的人,整天就是上山种地。母亲比较要强,见邻居中有做生意致富的,就学着别人借钱买了部拖拉机,让父亲跑起了运输。在我印象中,父亲和他的拖拉机总是出事,不是轮胎爆掉了,就是中途熄火,母亲因此经常数落父亲的无能。每到这时,父亲总是一个人缩在角落,一言不发地抽着烟。

很小我就表现出过人的聪明,在我们山村被称为"神童"。或许正因为此,引来了一些小伙伴的反感和嫉妒,他们以打击我为乐事。上小学五年级的时候,有次大家都到河里去玩,突然,一个男同学大喊：快来看啊,洋的小鸡鸡这么小。那一瞬间,我感到无比丢人,恨不得有个地缝可以钻下去。

不出几日，"小鸡鸡神童"的绰号就传遍了整个山村。父母大概也听到了类似的传言，有天晚上叫我脱掉裤子给他们看。从他们的眼神中，我好像看到了一种失望。母亲叫我以后不要再和同学们一起洗澡了。然后，母亲让父亲也脱掉裤子，告诉我说："儿子，不要担心，看看你爸爸。可能是你发育比较晚些，以后会好的。"

同学的顶撞让我不战而退

小升初时，我轻松地考上了市里的中学，村子里也就我一个人考上了。学校的学习氛围很好，大家只关注自己的学习，再加上我也很少去和大家一起洗澡，渐渐地，"小鸡鸡神童"的绰号也就没人提起了。可我没想到，之后的一件小事再次把我钉在了耻辱柱上。

因为我入学成绩好，所以被老师指定为班长。有次下午自习课的时候，一个男同学在教室后面大声说话，我就提醒他大家都在学习，小声点。没想到他来了一句："你那里大啊，管这么多。"当时，我一下子哑口无言，浑身冒汗，感觉大家好像都看穿了我一般。

第二天，我就告诉老师，我不适合当班长。老师以为是昨天的事情，就安慰我说，昨天捣乱的同学确实是个刺头，他已经批评过了，我不需要辞职的。可我内心确实感觉自己无论如何都做不下去了，因为我害怕以后总要通过老师摆平这类事，那不间接承认自己"小"吗？而这点是我无论如何也不想让任何人发现的。在我的坚持下，老师只能改任我为学习委员了。

担任领导后自卑又回来了

随着青春期的继续，我越来越关注自己的发育问题，可是，总感觉自己的生殖器变化不大，为此我非常苦恼。高二的时候，我偷偷练起了功，每天晚上在宿舍蹲起了马步，对外解释的理由是在提高专注力，其实，我在裤裆里藏了一个小铁球，想通过重力来拉伸我的生殖器长度。当然，结局比较惨，除了尿血，也没啥帮助。

反正，我在整个中学期间花了很多时间和精力来企图克服自己这种性自卑的心理。本来我从小就立志要考中国最好的大学的,可后来大概是注意力不够集中,离目标差了30分,最后,去了北京的一所重点大学。大学期间,我喜欢上一个文静的女孩,但因为老是担心自己的性能力,就不敢去追求她。受不住内心不敢表白、求而不得的煎熬,我只能通过读佛教的书籍来压抑自己。直到毕业,我也没敢向她表白。

毕业后,我进了一家跨国企业,因为专业对口,业务能力也比较强,一开始一切都发展得很好。后来,我认识了一个女孩,而且是她追求我。我没有和女孩谈恋爱的经验,更重要的是她好像不介意我生殖器短小的事情。于是,我们很快就结婚了,一年后,我们有了一个宝贝儿子。

我以为自己的自卑终于离我远去了。可半年前,公司提拔我当了项目经理后,我发现自己的自卑又回来了。明知道需要为团队去争取资源,在团队中建立威信,可我就是不敢去与人争、与人辩,于是,工作表现越来越差,以致上司已经在考虑把我换下来了……

心灵对话

我:听下来,你对自己半年来在职场上表现出的缺乏竞争感和领导力,有些担心?

洋:是的。我虽然内心感觉自己不适合去做项目经理,毕竟,我认同与世无争的处世理念,可是在这个行业,我要想进步,就必须向管理上发展,而对管理我实在没有信心。

我:你说没有信心,这让我想起你在初一时害怕当班长的回忆,莫非你认为只有"那里大"的,才能管人?

洋:嗯,差不多吧,我认为那样的人天生就比较好斗、勇敢,有竞争意识和攻击性,这点可能和他们荷尔蒙分泌得比较多有关吧。

我:可是从理性的角度而言,这个结论真能站得住脚吗?如果照你的分析,管理者应该比被管理者强壮,可现实中往往并非如此。

洋:哦(沉思),我明白了,从性格的攻击性和领导力的角度而言,生殖器大小只是一个象征而已。

我：没错，自尊和自卑其实与生殖器大小并不直接相关。

洋：嗯，看来这种烦恼是"万象由心生"，是我太执着表面的东西了。

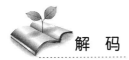

解 码

从精神分析角度而言，洋的性自卑心理，是一个典型的"超我焦虑"。一个人的人格结构分为三个部分："本我"、"自我"和"超我"。其中，"本我"是性本能和攻击本能，它们提供人格发展的能量；"自我"是理性，帮助本我来适应社会；"超我"来自父母的道德和个人理想，用来引导个体的发展。对男孩子而言，"超我"往往来自父亲的榜样。可是，洋的父亲显然不是一个"强大的人"。比如，总是在被他母亲贬低后就默默地抽烟；在他母亲的建议下，脱下裤子给洋展示生殖器，却没有发表自己的意见，说明他对如何处理洋的问题没有想法。

不知不觉中，洋的潜意识"超我"认同了自己父亲的"无能"。而童年的绰号和之后同学的顶撞，又让他把这种"无能感"与生殖器的大小画上了等号。于是，洋在意识上就建立了"生殖器小＝缺乏男子汉气质＝受制于他人"的逻辑关系。因为生理条件是天生和无法改变的，所以，他的无能也是无法改变的。于是，洋的无能的"超我"让他在面对竞争时，不敢做出攻击性和征服性强的态度和行为，从而，让洋在管理的职位上信心全无，焦虑万分。

支 招

咨询过程中，我努力让洋感受到父亲对他的影响，让他意识到自己潜意识的无能感其实来自父亲的榜样，而不是自己的身体。洋因为获得了全新的理解和支持，渐渐明白，自信其实与生理条件无关，而是来自自己的内心。洋也逐渐感受到，即使自己的父亲不够有竞争心和领导力，但是，他可以拥有这些品质，只要他有勇气突破自我。

突然多出 100 万，我变得焦虑不安

倾诉男主角：铸（化名），30 岁，无业
心理咨询师：陈天星

铸看上去是个很和气的人，面带笑容地和我打招呼，可这礼貌的背后总有一种让我不舒服的东西。后来我才发现，原来是他的不自信。

下面是铸的叙述。

印象中最怕惹继父生气

我不是土生土长的上海人。生父在我四岁的时候就因为车祸去世了，母亲一个人带着我生活，家里条件很艰辛。半年后，母亲改嫁了。继父是当年上海外派到我家乡的技术人员，他有过一次失败的婚姻，也有一个儿子。继父与我母亲重组家庭后，对我还不错，可母亲却总是告诉我："不要惹父亲生气，一定要听他的话；我们娘俩能有今天，多亏了他的帮忙。"于是在印象中，我好像很怕继父生气。不过现实里，我似乎从没有惹他生气过，可能我天生就是多一事不如少一事的"乖"孩子吧。继父话不多，有时会给我讲一些道理，比如做人一定要独立，要有知识有能力，这样才能遇事不慌，不用去求人。

在我 10 岁左右，继父办理了回上海的手续，我们一家就都到了上海。因为继父的干部身份和技术才能，我们家的生活水平马上就有了大的飞跃，先是住在继父分

到的一个小房子里,紧接着就换了一套大的房子,我也终于有了属于自己的书房了。生活过得很平静,我顺利地读完了中学,考上了大学,毕业后成了一名文员。

在工作上我一直任劳任怨,认真负责,可是很难保持独立性。总有人想"收买"我手中的那点权力,而我又是一个小心谨慎的人,于是,为了相对独立些,我只好做个独来独往的技术人员,遇到感到矛盾或为难的事,我就推脱自己病了,尽量避开。可是,不站队的代价就是我没什么升迁的机会,所以几年过去了,我还是单位的老好人一个,做着最基层的工作,职务和年薪也几乎没怎么增长过。不过,我也不是胸有大志的人,对于这样平静的工作和生活也能够接受。

机缘巧合,房产多售100万

就在我感觉工作稳定、想要谈恋爱成家的时候,继父得了肝癌。接下来的四年里,我的生活重心或多或少地都放在继父身上了,当然,我母亲付出得更多。半年前,继父过世了,走得还算平静。我以为终于能松口气、可以考虑我个人的事情时,继父的前妻和亲生儿子却上诉要分遗产,而且不同意调解。虽然我在法律方面也算是个专业人士,也有继父的遗嘱和公证,可是为了不要节外生枝,我还是努力地考虑各种方案,尽量平衡各方诉求。可以说,打官司的那六个月,我是绞尽脑汁,跑断了腿。终于,一个月前官司结束,我们基本算是胜诉了。

更让我高兴的是,就在刚打完官司时,我意外地多得了一笔钱。本来继父去世后,我和母亲就想把老房子卖了,搬到郊区空气好一点的地方。没想到,房子刚挂牌出售就开始打官司,房子被法院冻结了。等官司打完,一来正赶上房价升高,二来周边的一个学校突然成了重点小学,我家的房子成了学区房。总之一来二去,房子出售后,我们一下子多到手了100万。

母亲嫌我磨磨唧唧

卖了房后,我索性辞职了,因为我想反正一年辛苦到头也就十几万元,现在我凭空多到手100万,还有其他的积蓄,也没什么必要再继续干这种看不到前途的工作,等休息一段时间再找个自己喜欢的职业好了。这点母亲也表示赞成。

可辞职后,我突然感觉自己变得很犹豫,动不动就莫名其妙地害怕,害怕有什么不幸的事情会突然降临在自己身上。现在,我做什么事都要问一下母亲,比如今天要吃什么东西,买什么菜?再比如,我会很冲动地想给母亲买个足浴的健身卡,可是马上又觉得这样不对,有些浪费钱,会被母亲骂;又一想,觉得母亲也辛苦了一辈子了,买一个孝敬她也好啊;转念再一想,自己都30岁的人了,还不能自己做决定吗?哪怕这个决定是有问题的,但是,这就是我的决定,这是我的自由,难道不能吗?

就这样,我会时不时地为了一件很小的事情陷入选择的矛盾中,好像自己做什么都是错的一样,感觉自己很懦弱,以至于母亲都嫌我烦了。她告诉我,你也大了,想干什么就干什么,现在这样磨磨唧唧的,太不像个男人了!请问,我为什么会变成这样?

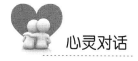 **心灵对话**

我:你对突然多出来的100万有什么想法吗?

铸:(有些兴奋,情不自禁地面露喜色)我觉得这是我应得的,要不是我在打官司的时候积极面对,据理力争,恐怕连房子的产权都保不住,就更别提这100万了。

我:看得出你是一个很认真的人,做事情就喜欢做好,也愿意为此付出自己的精力。所以这100万的获得,虽说有偶然性,可也有其必然性,就像你说的,要是没有你的准备和付出,或许也就没有这一笔钱了。

铸:嗯,你真不知道当时我有多辛苦。一直是我和我母亲在照顾继父,他的前妻和儿子并没有尽到赡养的义务,而且,继父的遗书也写得很清楚,遗产交给现在的妻子和继子。但是,谁知道别人怎么想呢?他们不是一样会找到理由,跟我们打官司?唉,有些事就是想象不到的,还是靠自己最重要。

我:感觉你不是很信任你继父?毕竟遗书是他本人意志的体现,他说要留给谁就是谁啊。

铸：这个我是绝对信任的,我继父是个说一不二的人。

我：那你是担心你们感情不够深了?

铸：其实,我们的感情是很好的,包括他临死的时刻握着我的手,告诉我是个很不错的儿子,希望我好好结个婚,幸福地生活。对这一切我是很感动的。可人家毕竟是亲生儿子,我还是有些担心的。

我：看得出来你是很尊重继父的,也是很爱他的。这点不需要怀疑。

铸：很爱倒不至于,但是,我敢说自己绝对尽到了一个儿子的责任,甚至,可能比常人理解的亲生儿子做得还好。

我：嗯,这点我相信。那你继父去世后,你应该挺难过的吧?

铸：怎么说呢,也挺复杂的。既有难过,也有解脱,毕竟照顾一个病人四年还是挺累的。可没想到后来又要忙着打官司。所以五年来,我觉得自己特别累,这才想要辞职休息一段时间。

我：辞职后,达到了你休息和放松的目的了吗?

铸：唉,这就是让我烦恼的地方。辞职后,我不但没觉得轻松,反而觉得失去了目标,连小事情也无法决定了。

我：你的意思是,辞职后,你的自主性变得越来越差了? 也就是自己主宰自己的感觉、自己属于自己的感觉越来越薄弱了?

铸：对,对,就是这种感觉。我总感觉自己无法再驾驭自己的命运了,有种失魂落魄的感觉。

我：对别人的依赖感也在增强,包括对你母亲的依赖?

铸：嗯,是的。比如这次咨询,也是因为有一天我看电视,突然有一个专家说遇到这种情况,应该要去做心理咨询,我就想我要去做咨询。可要咨询什么,我并不清楚。

我：是不是可以这么说,你希望生活中可以有个人来扮演权威,给你行动和思考的合法权?

铸：有点。毕竟,以前在家里都是继父做主,在单位都是领导做主,现在突然要我来决定未来,还真有些害怕。

我：嗯,自己做自己的父亲,确实是一件相当难的事情。

铸：(陷入沉思)自己做自己的父亲? 这句话倒是蛮有意思的。

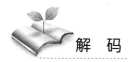

解 码

从精神分析角度而言,铸遇到的问题是一个很典型的俄狄浦斯情结导致的阉割焦虑问题。按照弗洛伊德精神分析理论的假设,每个男性在三到六岁时,心理发育都会经历俄狄浦斯情结,也就是"恋母情结"。那时候小男孩的心里会幻想去得到自己的母亲,可母亲却属于父亲。于是,小男孩的内心会产生想杀死父亲的念头,这时候,他幻想着去和父亲搏斗。然而,他无法战胜父亲,作为失败者,他就会感到父亲想要来阉割他,于是,小男孩产生了阉割焦虑。

为了防御这种焦虑,小男孩开始学习自己的父亲,也就是小男孩希望通过变成父亲这样的男人,来得到母亲。这样一个恋母情结的处理,带给小男孩的心理结构就是"超我",它提供"道德良心"来监督一个人的善恶,提供"理想自我"来指引一个人的进步。所以,铸继承的"超我"是来自继父的"做人一定要靠知识和技能来独立"这个价值。

为什么现在铸动不动就感受到焦虑和罪恶感(不幸的预感)呢? 显然,根源就来自于他内心深处的"超我"的惩罚。这点很可能是被他和继父的亲生儿子对簿公堂及之后的辞职等一系列事件引发的。铸的潜意识会认为,继父的亲生儿子代表了继父,于是,打官司其实是他在和继父斗争,那么,他的阉割焦虑就会出现了。也就是说,他的"超我"会审问他,这100万是你靠自己赚来的吗? 是道德的吗? 想要靠意外之财生活,现在的你配得上独立的人格吗?

支 招

铸被困在潜意识的超我之下,接受着内在的评价和惩罚,随着我们咨询的深入，他渐渐地解构了自己的超我，他的"理想自我"的内容也从"做人一定要靠知识和技能来独立"这个价值慢慢转变为"没有绝对的独立，没人是孤岛，我们都生活在人际网络之下，可以互相共赢"。这样，他内在的评价和惩罚就趋于了中和，不再是过去只有负面的评价了。

一棵伤疤累累却又倔强生长的树

倾诉女主角：婵(化名)，27岁，技术总监

心理咨询师：陈天星

婵外表靓丽，气质不错，只是动作会突然变得风风火火，情绪也会突然激动起来。她说，时常感到自己有问题，但又不知道问题出在哪；也时常会思考自己活着的意义是什么，却始终不能找到答案。更可怕的是，有时她都不知道自己的感觉是不是真实。比如说领导表扬她，她会瞬间感到喜悦，但是，马上就会反问自己：这样的感觉正常吗？是不是为了迎合领导？那么，自己的真正感觉是什么，或者应该是怎样的呢？婵来咨询，就是为了让自己活得更真实。为了了解婵的内心，我让她画了张"房树人"的画，想从中解读出她的心结——

妈妈严格，爸爸冷漠

我外婆家新中国成立前是当地的大户人家，妈妈也是公认的美女，后来，因为种种原因，妈妈随便选择了各方面都比较普通的爸爸作为结婚对象。可能是妈妈不爱爸爸吧，我从小就生活在他们的争吵中。印象中，妈妈总爱突然若有所思地看着我说："你怎么长得一点都不像我？这么丑，以后可怎么办啊？"当然，妈妈也会给我想办法，她想的办法就是让我从小养成良好的学习和生活习惯。比如，必须今日事，今日毕；必须制定每周和每月的计划，而且要严格执行，否则我就要接

受惩罚。有次我按计划要考到全班第五名,结果只考了第七名,妈妈就罚我不许和家人一起在桌子上吃饭,只能一个人盛了饭站到阳台上去吃。

爸爸只是个普通的工人,平时赚不到多少钱,本身可能就有些自卑,再加上妈妈时不时地冷嘲热讽,于是他就经常借酒浇愁,常常与朋友混在一起打牌。

令我记忆深刻的是一个下着大雪的冬天。当时我六岁多一点,妈妈让我去把爸爸从牌桌上叫回来吃晚饭。我找到了爸爸,可他正玩得高兴,我只好在他边上哼哼唧唧地求他早点回家。没想到他当着一屋子人的面,把我一把拉到门外说:"你和你妈去吃吧,爸爸再玩会儿。"可我不敢回家面对妈妈,只能一个人蹲在屋外,看着昏黄的路灯下雪花纷纷扬扬,身上冷得发抖。不知过了多久,爸爸终于出来了,但是他什么也没有说,只是拉着我往家的方向走。那一刻,我感到爸爸是一个冰冷的人。

童年岁月里,只有一个地方让我开心,那就是外婆家。外婆总是一个人孤零零地守着一大院的房子。她会细心地打扫每一个角落,仿佛守护着属于她的记忆。也只有外婆,会无论什么时候都给我做荷包蛋吃,给我讲以前她是多么的漂亮和能干,让这个大院里的每个人都过得滋润。她总会高兴地对我说:"我这么多的孙辈中,也就你最像我了,漂亮聪明,以后一定会有出息。"

爸妈离婚,我不知情

考大学的时候,我连想都不想就填了上海的一所大学,因为,我要离开家,越远越好,一刻都不想在家停留。大学期间,我很少和家里联系,有时甚至赌气似地一连10多天都不给家里打个电话。爸妈好像也很绝情,很少主动打电话来过问我的事。即使有,他们也是很简单地问候几句就挂了。

到了大四,一个老家的高中同学来上海玩,无意中问我:"你爸妈离婚了,你什么感觉?"我才知道他们离婚了,而他们甚至都没有告诉我。原来,从我上大学后他们就开始分居了,一直想离婚,但那时担心对我有影响就一直拖着。后来,他们实在不想拖了就离了,考虑到我大四要做毕业论文答辩,就没有告诉我。

知道这个消息的那一刻，我有些愤怒和伤心，但随即也释然了：随便吧，反正他们离不离婚，和我也没多大关系，只要我一个人能好好地在上海生活就好了。可随着时间的流逝，我发现自己越来越孤独，越来越容易暴怒。每天就是工作，然后一个人回家，随意做些事情后睡觉。大学里我也交过男朋友，那时可能是因为好奇和跟风吧。现在一想到感情就觉得是虚假的，尤其是当我连自己的感情都无法确定的情况下，又怎么能分辨出别人的感情呢？

最近两个月，我感到睡眠很差，饮食也成问题了，经常暴饮暴食，时不时就感到人生很空虚，很可怕。我时常会想，为什么要上班呢？或者想，我这么一个虚伪的人，能给社会带来什么呢？于是，我想到了咨询，看看能不能起点作用。

心灵对话和解码

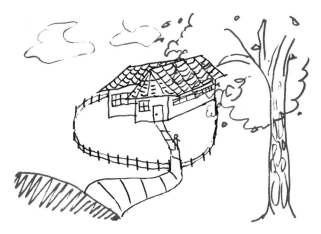

上面的"房树人"画，是一次婵怒气冲冲地来找我做咨询时画的。之前，她刚和母亲在电话里发生了激烈的争吵。我与婵就这幅画展开了一段对话——

我：家在正中间，看上去这个家还是你内心世界的聚焦所在啊，虽然你尝试着逃得远远的，可是家还是牢牢地吸引着你。

婵：是吗？我一直以为自己把家的感觉早已遗忘在某个角落了。

我：小孩子只有在得到父母的鼓励和支持后，才会忘我地享受冒险的过程；否则,即使他们怒气冲冲地夺门而出,一路上也会惦记着父母在家的感受。这就好比没有被父母的爱和信任喂饱一样,一路上精神总是会饥渴。

婵: 这么说来,我就是那个怒气冲冲、精神饥渴、误了风景的孩子?

我: 你渴望家可以给你安全感,所以,你画了栅栏,用来保护你。假如没有栅栏,就说明你内心拥有安全感,可以自由地去探索家以外的、开放的领地。

婵: 嗯,其实,我虽然表现得很独立,但是内心时不时会怀疑,自己究竟能不能在上海立足。

我: 房子代表了你对过去家庭经验的感知:房屋类型象征着对身份的认同,屋顶象征着规则,窗户象征着开放性。看上去,你的潜意识认同自己是大户人家的后代,因为这所房子看上去像个四合院,比较宽敞大气;屋顶层层叠叠的都是砖瓦,说明你对规则很重视,思想比较讲究条理;窗户很大、很长,说明重视开放性,渴望看得更远更广。

婵: 我画的时候,脑海中就出现了外婆家的样子。但事实上,我家住的是很一般的楼房。难道,我潜意识里真的认为自己是大家闺秀?

我: 完全有可能,虽然意识层面上你可能比较自卑,但潜意识中你没有忘记来自外婆的赞美和家族的荣誉感。画这样的房子,说明你渴望可以像外婆一样有涵养,一样持有对命运的开放接纳的姿态。

婵: 有可能吧,有时候自信的时候,我会感觉自己是万众瞩目的,那时,我就会想起外婆说我是她唯一值得骄傲的孩子。

我: 画面左下角对应着母性的世界,是生命诞生的地方,你是不是想画一个池塘来着?

婵: 嗯,是想画一个池塘,可是下笔的时候才发现地方不够用了。

我: 池塘一般象征着子宫,说明你的人格有些退行,想要重新生长一遍。而你画的子宫里面都是尖锐的褶皱,说明潜意识里,你还是担心母亲对你的攻击。从咨询关系上来说,你担心要是对我全然信任的话,有可能会受到攻击。

婵: 嗯,有时我感觉你是无条件支持和包容我的,但是,我也很害怕你会突然松手。

我: 这让我想起你的母亲来了,她总会冷不丁地说你不像她那样漂亮。这样等于她是有条件地在爱你,而你担心自己会让她失望,从而失去她的爱,于是,你会被迫放弃自己的感受和愿望,而去努力迎合她的感受和愿望。

婵: 嗯,我有些明白了,每个婴儿都需要母亲来帮助他们去确认感受,比如,高兴就是高兴,痛苦就是痛苦。假如母亲比较自我,她就会用自己的方式去影响孩子的感受,就好像,婴儿在痛苦,但是母亲却高兴,那么,婴儿就会对自己的感受产生怀疑,从而会有虚假的感受。

我: 嗯,这就是镜映作用。婴儿从母亲的眼睛中看到自己、认识自己、理解自己,但假如母亲的眼睛中没有婴儿,而只有她自己,那么婴儿就会产生一个"假我"去配合母亲,而婴儿原本的"真我"却被压抑了。

婵: (叹了口气)看来,我就是在真真假假之间变得糊涂和痛苦了。

我: 嗯,让我们再来看树。树象征着人格发展史。从你的树可以看出,创伤从很小就开始了,疤痕就是创伤的象征,在你这里,创伤就是"真我"被压抑时的痛苦和焦虑。

婵: (有些吃惊)好可怜啊,这么一棵伤疤累累的树。

我: 不过,也是一棵很顽强和令人惊叹的树啊,俊秀挺拔,顶天立地地生长着。

婵: (笑了)谢谢,虽然你说得有些夸张,我还是要谢谢你。不过,看到底部有这么多伤疤,这棵树还能长成这样,确实不容易啊。

我: 没错。最后,让我们看一下那个红色的人。人对应着你对自我的认识。

婵: (幽默地笑笑)我对自我就一个感觉,就是热血澎湃地想要活出"真我"来。

我: 看来你也能做分析师了。

 支 招

心理咨询里有句话就是"nature(遗传基因,象征个人能力) 和 nurture(养育环境,象征人际关系)共同决定一个人的人格发展",从对婵的咨询而言,让我很敬畏一个人的复杂性和灵活性,她在那样苛刻的养育环境下,依旧顽强地争取着属于自我的感觉和权利。也就是说,蝉的养育环境让她缺失了来自母爱的安全感,从而对"真我"缺乏信心,但是,蝉的遗传基因又让她可以有能力去获得"挣来的安全感",而这两种安全感从大量的研究中被证实都是真实和有效的。

所以,我在和蝉的合作中,我必须不断地告诉自己和她,"挣来的安全感"也是安全感,也就是说用"nature"去打拼出一个"nurture"也是可以的。

被委以重任，我却惴惴不安

倾诉男主角： 雄(化名)，38岁，董事长

心理咨询师： 陈天星

    雄看上去仪表堂堂，举手投足之间沉着稳重，但是，当他开始叙述时，我深切地感受到，即使是一个强者，内心深处也可能有脆弱，而要彻底地战胜自我，或许对谁都不是一件容易的事情。下面是雄的讲述。

    我最近工作老出错，干什么都有些心不在焉，要拿主意的时候，也特别犹豫不决。但是，我的身份又不允许我这样。

在他的带领下，我事业大展

    6年前，我来到上海打拼，进入了现在这个企业。董事长是一个比我大一轮的老乡。因为我是研究生毕业，又很认可董事长的领导方针，所以我一进企业就被当做储备经理来培养。后来，我们领域的一个海外公司突然撤出中国市场，于是我们公司在国内几乎没有了竞争对手。董事长也身先士卒、励精图治，大家都跟随他玩了命地干，企业成长得特别快，我也逐步进入到公司的高层。

    那几年是我事业发展最顺利的阶段，董事长制定好计划，我认真地执行。我认可他的雄才伟略，他依赖我的管理执行，一切都配合得天衣无缝。

看他自甘堕落，我很痛心

但是去年年底，董事长的一个好朋友得了癌症英年早逝了，董事长罕见地缺席了两次董事会议。当时大家都认为他可能是为了好友的离去而哀伤吧，可是，事情慢慢超出了所有人的预料，董事长开始变得越来越消极悲观。按他的说法就是，赚那么多钱又有什么用呢？今天不知道明天的事，如果这么多年的奋斗到头来换来的是突然去世，那还不如及时享乐来得划算。渐渐地，董事长开始包养情妇，花钱去国外旅游，对事业和公司也不再在意。周围的人都劝过，可是谁也劝不动他。

就这样，眼看着董事长自甘堕落，我的内心说不出来地痛苦。一方面，我的前程和这公司联系在一起；另一方面，毕竟大家都是老乡，我能有今天，有很多也是因为他的帮助，他要是倒了，我怎么办呢？

接手工作，我提心吊胆

一个月前，董事长突然找到我，要我做代理董事长，因为他相信我的为人，觉得我忠诚可靠，不会欺骗他。而他就可以无牵无挂地潇洒去了。我当时一听，就感觉像天方夜谭一样。怎么可能呢？我这么年轻，下面还有那么多元老，我怎么可能服众呢？没想到，董事长竟然拿出一个文件，意思是他私下都帮我打理好了，元老们不会反对的，而且，他们也一致认为这样的安排对于公司发展来说是最好的。既然董事长这么有诚意，我也就在半推半就中答应了。

起先，我以为自己可以，但没想到，我把一切都搞砸了。按理说，我长年都是执行者，只要公司方针不变，再继续做就好了，没有什么干不好的道理。可是，我万万没有想到自己的精神竟然垮了。这一个月来，我白天提心吊胆，生怕公司出什么事情；晚上虚汗淋淋，总感觉哪里不对劲。连妻子都说我无能，像个女人一样多愁善感，明明天上掉下的好事，都不敢接。可我就是不知道哪里出问题了。

尤其是前天晚上,我做了一个梦,梦中竟然尖叫着吓醒了。我梦到自己在人民广场的一个绿地上躺着,望着四周的摩天大楼,感到特别舒畅,有一种伟大卓越的感觉。突然,我听到巨大的轰隆声,但是我努力地找,却怎么也找不到声音的来源,这时,我眼前的一切都暗下来了,一个巨大的飞机影子笼罩了我。紧接着,我就被吓醒了。

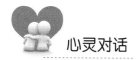

心灵对话

我:你感到困惑的是,明明可以完成的任务,眼看到手的荣誉,自己竟然无法把握?

雄:是啊,我老婆也说我,天生就是当兵的料,不是成王成侯的命。

我:或许,性格决定命运,而性格又有很大一部分是家庭塑造的。谈谈你的成长史如何?

雄:我感觉自己是个懦弱的人,这可能真的和我的家庭有关。父母在我五岁的时候就离婚了,因为父亲有了婚外情,所以,我跟了母亲,而她一直没有再嫁。我想,会不会是因为缺乏男人的引导,所以,我才会比较懦弱,而变得和女人一样多愁善感?

我:你怎么看你的父亲?

雄:比较复杂,说完全不介意是不可能的,但是他一直负责我的生活费,有空也会尽量带我去玩。我想他也有自己的难处吧。

我:可他毕竟因为婚外情而搞砸了自己的婚姻,这让我联想到你的董事长,他好像也是因为和女人的情感而搞砸了自己的事业?

雄(有些吃惊):咦,我倒从来没这么想过。不过,你说得也有些道理,这两人是有些相似。

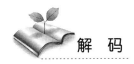 **解 码**

从精神分析的角度看,雄遇到的是一个典型的"成功焦虑症"。也就是说,越成功越焦虑,总是潜意识地担心会出什么事情来把自己的一切带走,不能对自己的成功坦然接受。弗洛伊德认为,这类焦虑症的根源来自童年的"恋母情结"没有处理好。所谓"恋母情结"是指男孩在三到六岁的时候,他的性本能会幻想式地指向自己的母亲(成人世界中象征着事业、目标),可这个女人是属于父亲的,于是,他会想要杀死父亲,但父亲明显比他更有力,于是男孩转而想要变成与父亲一样的男人,那么就可以获得母亲的认可了。

可雄在有"恋母情结"的阶段父母离婚了,所以在雄的内心,他很可能感觉自己确实把父亲给杀死了。于是他会感到内疚,认为虽然自己得到了母亲(目标),但是没有得到父亲的祝福,所以他是没有合法性的,而且,父亲也曾给予他关心和爱护,于是,他担心会换来父亲的诅咒。

弗洛伊德认为,那些"恋母情结"处理不好的人在未来的成长中会习惯性地接受男性长辈的规则,表现出很强的依赖感和顺从性,对于涉及突破自我的行为会感到害怕焦虑,类似于童年时因为想要得到母亲而将面临父亲的惩罚时感觉到的焦虑。可以说,雄内心的"命运剧本"在 30 年后的现实舞台上出演了。

首先,雄的董事长很自然地扮演了他的父亲,而代理董事长这个职位就对应着雄内心的渴望和目标,也就是童年的母亲的象征。童年时雄的父亲因为婚外情离开了家,现在,董事长同样因为女性而离开了公司,于是,在雄的潜意识看来,命运又一次上演,如果他接受了代理董事长的职位,那么,就意味着他要再一次杀死童年的父亲,而不论哪位父亲都曾给予他关心和爱护。

雄的那个有关飞机的梦也很经典,因为飞机一般象征着男性生殖器,它具备勇敢、飞翔、自恋等特质。雄在梦中,本来沉浸在自恋的愉悦中,突然,他的潜意识中浮现了巨大的飞机的阴影,也就是童年父亲的生殖器,从而,雄感到自己的男子气概被阉割,自己的男性征服欲被父亲报复和打压,于是被吓醒了。

支 招

　　通过咨询,雄意识到自己童年的"恋母情结"被移情到了现在。也就是说,他通过保持一个内在小孩来维持和自己父亲的关系,他的焦虑和恐惧可被理解为不愿进入成人世界来和成年男性竞争,成功在他的潜意识中代表了他的母亲。他逐渐明白,他儿时对母亲的渴望和对父亲的愤怒如何在他的内心激起了极度的焦虑。

　　当雄可以感受到对父亲不负责任的恨,也能理解到父亲的人格局限性后,他决心自己赋予自己成年的权力,而不是等待父亲的赐予或祝福。那么现实中,他也就可以坦然接受代理董事长的位置,而且,相信自己是凭实力合法接受的。

总觉得上司不配管理我

倾诉女主角:瑛(化名),42岁,外企经理

心理咨询师:陈天星

瑛已经40出头了,按照古语"四十不惑"而言,她应该可以游刃有余地对待自己的工作和家庭。然而,她的目光中却时不时地流露出迷惘:"不知道为什么,我最近总是有很多困惑和不平,总也解不开。这让我时不时地会回想起童年,想起妈妈和哥哥,仿佛自己又成了那个不受妈妈喜爱、对哥哥充满羡慕和嫉妒的小女孩……"

从小,妈妈只爱哥哥不爱我

我出生在一个小城市,父母都是普通工人,家里比较穷,更重要的是,我还有一个大我两岁的哥哥。哥哥从小就是妈妈的骄傲。妈妈无论去走亲戚还是访朋友,都喜欢带他去,逢人就夸他机灵、孝顺、会疼父母。在我看来,哥哥就是妈妈的全部。

而不知怎么,我老是招妈妈的不开心,她动不动就要骂我、打我。记得很小的时候,可能我四五岁吧,家里晒被子,妈妈让我在院子里看着被子,刚巧那天有很多小朋友叫我出去玩,我一时没忍住也就跟着跑出去了,结果被子被鸡屎弄脏了。晚上妈妈回来看到了,狠狠地打了我一顿,边打边说怎么生了我这么一个没有用

的女儿。我辩解说:"上次哥哥也跑出去玩,把人家家里的小鸡压死,家里还赔了两元钱呢,你怎么不打他,就打我?"闻言,妈妈更生气了,说:"不许你顶嘴,你哥就是比你强,你知道不?"从那以后,我就知道我妈只爱我哥,不爱我。

其实,哥哥并不像妈妈说的那么优秀。他有些不争气,上到初一就开始留级,整天就惦记着玩电子游戏;后来初中毕业后读了一个技术学校。而我倒是成绩不错,同学和老师都管我叫"小神童"。可偏偏妈妈就是喜欢她的宝贝儿子。有次我得了三好学生,数学成绩考了全年级第一。晚上趁哥去上厕所的时候,妈妈偷偷给了我两元钱,让我买点自己喜欢的东西,还千叮咛、万嘱咐不要让我哥知道了。那一刻,我知道我永远无法战胜哥哥了,连对我的一点点肯定妈妈都要避开他,唯恐他不开心。此后,妈妈依旧经常因为鸡毛蒜皮的事而骂我、打我。直到有次晚上睡觉后,我偷偷听到父亲对母亲说,以后不要再打瑛瑛了,说不定等我们老了,还要靠她养活呢。母亲翻了个身,什么也没有说。但是从那晚以后,我妈再也没有打过我了。

我的成绩越来越好,好到可以自由地挑选高中,我想也没想就挑了一个需要住宿的。过了三年,我又可以挑选大学了,于是就选择了离家很远的上海。或许,我就是要逃离这个家,逃离我未来要承担赡养他们的义务吧。

记得离开家乡的时候,火车经过一片池塘,我想起小时候,有次父亲骑着车子带我到那里打野鸭,我看着父亲举枪的姿势真的觉得他很帅气,感到特别的自由开心。那次,父亲也劝我要原谅母亲的暴躁脾气,并且答应以后要更多地关心我。想起这些的时候,我没有落泪,内心告诉自己:这一走,我再也不要回来了,谁让你们不知道早点关心我呢?

我对上司充满了不甘和轻视

转眼我有了自己的家庭和孩子。当把家安在上海的那一刻,看着老公和儿子,我默默地告诉自己,要继续努力奋斗,一定要珍惜眼前的这一切。

我依然和我的父母、哥哥保持着空间上和心理上的距离。我很少给他们打电话,也很少回家乡看他们。

去年，我所在的民企被一个行业内的外企巨头收购了，不过因为我的业务能力很强，所以在公司整合的时候，我没有被裁员。按道理我应该感到高兴才对，毕竟，这个外企是很多同行梦寐以求的。纳入国际化流程后，接单子的机会比过去多了，薪水也比过去高了，我应该知足了。可是，偏偏我感觉更压抑了，总想着跳槽，原因是，我放不下自己内心的不平和不甘。

我过去的上司，现在依然是我的上司，然而，我内心却产生了微妙的变化。我不能面对她，一开会听到她说话的声音我就需要压抑自己不甘的情绪，总是担心自己会冷不丁地跳起来顶撞她。因为我觉到她的管理能力实在是太差了，根本配不上现在的这个企业，更配不上这个职位。以前我一直忍着不说，是因为她是民企老板的朋友，老板信任她，把她当自己人，我就是说了也是自讨没趣。但现在我们已经被外企收购了，凭什么还让她来管理我？我心里是有些不服气的。她年纪和我差不多，还没有结婚，也没有孩子，有时看到她一个人那么拼命地加班，我都为她感到可怜。她私下里找了我几次，因为我是公司的老人了，希望我可以给她献计献策。说实话，关于公司的发展，我是有些想法的，毕竟在这个行业干了也有十几年了，也很了解并购前公司的内部关系，只是不知为何，我就是不愿意告诉她。

就这样撑了一年，我现在的工作状态可以说是死水一潭，虽然感觉自己还有很多的潜能可以开发，可是一想到即使做了，成绩也很可能被上司拿去大半，我就没了动力；何况，我的年龄也有些力不从心了。因为工作上的不顺心，导致最近我在家的脾气也看涨，常常无缘无故地与老公拌嘴、训斥孩子，总觉得没人能理解自己。

前几天我突然感到，自己是不是一个很冷漠的人呢？很少去关心父母、哥哥，朋友也很少，自己过去的上司也不愿意去帮助，自己的儿子也青春期了，不要我管他。我突然感到自己很孤独、很无能……

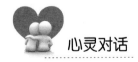 **心灵对话**

我：假如你现在的上司告诉你，如果你走了，你们公司将遭受很大的危机，你

会有什么感受?

瑛：假如这样的话,我一点都不吃惊,也不会动摇自己离开的决心。甚至,有时候我真想暗地里联络几个老同事,大家都不要干了、逼宫,等着公司重新派一个人来。

我：你希望总部可以注意到你并且选择你?

瑛：多少会有些这个想法的。至少和现在的上司比起来,我胜任多了。

我：你觉得从外企的角度,这次的企业并购成功与否?

瑛：一般吧,不能说成功,也不能说失败。关键是总公司的企业文化很难在原本的企业文化上得到贯彻。如果这点突破了,我想我们公司的前景还是很广阔的。

我：你描述的想要跳槽、很有潜能的心态和你曾经离开家乡去读大学的心态,有没有什么相通之处?

瑛：你这么一说,倒让我觉得有些相似,都有一种解脱感和对外面世界的好奇。

我：那么你有没有觉得,你对上司的这种心情,与当年对哥哥的心情有些类似?

瑛：好像确实有些类似。他们都明明能力不如我,却依然被我在乎的人认可。

解 码

瑛现在经历的是一个很典型的移情型焦虑,所谓移情就是当事人潜意识地把对待过去重要人物(往往是自己的双亲和兄弟姐妹)的沟通方式,带到了当下的情境。

我们可以先做个情境对比:瑛曾经的家庭,有一个强壮但是隐忍的父亲,一个偏心而且急躁的母亲,一个无能但是好运的哥哥,最后是一个对母亲恨大于爱的女儿。如今,瑛面对的现实,是一个实力雄厚但是不熟悉本地文化的外企,"娶"了一个布满人际关系网的低效率民企,一个无能但是好运的上司,最后同样是一个对公司恨大于爱的员工。

也就是说,瑛在潜意识中把原来的公司当做了自己的母亲,把外企总部当做了父亲,她渴望通过获得总部的关注来战胜自己的上司(曾经的哥哥),赢得自己的价值感。因为,如果她得不到总部的认可,就好像童年时如果没有得到父亲认可的话,就将生活在被母亲打骂的压抑生活中,而这种生活是她要极力逃脱的。

这也解释了为何瑛在过去没有想到跳槽,而在现在待遇更好的情况下却想到了跳槽。原因就在于,瑛的跳槽动机不是来自现实的压力,而是来自自己童年压抑的欲望,即"我要证明自己比哥哥优秀,我要获得父亲的认可,我更要获得母亲的爱"。而当这一切在现实中迟迟得不到回应的时候,尤其是作为父亲般的外企总部忽视了瑛的优秀后,瑛的自尊心受到了挫伤,进而瑛的潜意识仿佛回到了过去经常遭受母亲打骂的童年,也就再次感受到了孤独和无助。

 支 招

弗洛伊德说过,咨询的目标是重新去爱并辛勤工作。我想告诉瑛的是,你可以选择接受母亲的不完美。母亲打过你,但是同样的,她也给过你两元钱来激励你。也就是说,你要先接受自己对母亲的恨,然后,你才能看到她对你的爱,而且她也在改变之中,这样你就会用爱去宽容她。如同现在你要意识到对公司的恨,恨它不公平,然后,你才能发现毕竟是它给了你生存的机会,而且它也在改变之中,这样你就会用辛勤工作去改变自己的境遇,如同当年你在母亲的偏心中发愤读书,最终获得了更好的生活一样。

面对平庸的上司，我很不耐烦

倾诉女主角： 娴（化名），29岁，外企职员
心理咨询师： 陈天星

娴看上去是一个既恬静又有些紧张的人，因为她会文质彬彬、严谨有序地与我讨论问题，也会突然把手中的水杯重重地放到我们之间的玻璃茶几上，以至于一些水泼溅出来，而她却因为投入地述说而丝毫没有察觉。仿佛，她的心中有一把火，但这把火却被隐藏在平静的冰山之下。下面是娴的讲述。

幼时，照顾姐姐成了我的使命

我出生在北方一个普通的工人家庭，上面有一个姐姐，大我三岁。姐姐出生后就得了一种慢性肺病，体质一直很差。据我的父母说，他们担心以后姐姐无依无靠，才决定再生一个。就这样，我来到了这个世界。

也许每个人生来都有一个使命吧，那么，我的使命就是照顾好姐姐。小时候我听得最多、记得最清楚的，就是母亲语重心长地告诉我："娴娴啊，以后你要多照顾姐姐，她有病。哪怕你就是吃亏了，也要顺着她，知道吗？"我不太记得自己是怎么回答的了，但我想总归是答应她了。我记得自己从很小开始就要帮姐姐穿衣服，然后准备好小板凳，和她一起坐在家门口。别的小朋友可以开开心心地到处去玩，可是我只能看着他们，因为要是妈妈发现我丢下姐姐一个人去玩，她就会骂

我是个没良心的。还记得有一次，姐姐发高烧，把大便拉在被子上了，妈妈要我去洗。可我才五六岁啊，水又冰，我不想去，这时妈妈就要打我。好在爸爸说："娴娴也小，你瞎折腾什么，我洗就是了。"虽然那次我没有挨打，但是事后，妈妈当着我的面，哭着对姐姐说："你怎么这么命苦啊，有这么一个没有良心的妹妹，你长大了以后可怎么办啊。"我不知道自己当时是什么感觉，只记得从那以后，我对姐姐更加好了，好吃的东西、好玩的机会、好看的衣服都先让着她，甚至，所有的家务都成了我的。

可能是潜意识中对这个家庭使命有些抗拒吧，我从小就梦想着要离开这个家，远远的。于是，我学习很用功，成绩一直名列前茅。高考前填志愿，我报了广州的一所大学。结果，不知怎么被妈妈知道了，她哭天抢地要我报省内的大学，最后，只好随了她的意思。又过了四年，姐姐结婚了，我也毕业了，我想这下可以在考研究生的时候离开家乡了吧？但是妈妈依旧不同意，她仍然说，你们俩姐妹都生活在一个城市多好啊，以后，万一有什么事也好随时有个照应啊。

不想帮上司，可看他失误又内疚

但这一次，我没有顺着妈妈的意思了。我告诉妈妈："妈妈，我不是没有良心，只是我真的有些累了，我想独立去过属于我自己的生活。"就这样，我考到了南方一个大学，读完了研究生。毕业后，我来到上海。经过四年打拼，如今我也结婚了，还用贷款买了属于我们的一个小三房。可是现在我遇到一个极其棘手的问题，已经让我犹豫痛苦了半年多了。

一年前，我从一家广告公司跳槽出来准备找新的工作，刚好有天朋友聚会遇到过去的一个老同事，他极力邀请我去他的团队。其实，我是知道他个人能力的，是个水平很一般的人，我心想，干事业跟对人是很重要的，所以就不想参与。但是，之后我耐不住他三番五次的"真心实意"和看似美好的"合作前景"，再加上当时的就业形势普遍不好，就想先做做看。谁知道，歪打正着，这个公司的业务领域属于空白地带，当前没什么竞争对手，业务扩展得相当快。刚过去的半年，我们团队成长得很迅速，为公司创造了很高的收益，但是，半年后就遇到了很严重的瓶颈。主要原因是我们的团队负责人,也就是带领我进入团队的人,他个人的能力问题阻碍了我们团队的发展,业绩处于停滞阶段。尤其让我焦虑的是,和我同时进入公司的另一个女同事,如今已经是项目负责人了,而我还只是一名普通的策划人员。我扪心自问过,我和她到底差距在哪里?分析下来发现,就在于她的团队负责人是个能力强的人,而我的则能力一般。也就是人常说的,"要想火车跑得快,全靠火车头来带"。终于,上个月我鼓足勇气,向我们公司的大老板说了点对我们团队负责人的意见。结果,大老板给我的解释是,他们早就注意到我的能力了,他们也早就知道他的能力问题了,但是,他属于早期对公司贡献较大的员工之一,目前不好降他的职,也没有合适的岗位给我,所以,还请我多等等。

等当然可以,也符合逻辑,但是,现在我就是很情绪化。面对团队负责人时,我常常很不耐烦。以前我还会额外地帮他做些工作,现在就想办法推脱掉,尽量只做自己分内的工作。但是,真的看到他在向领导汇报工作时的失误和别人的皱眉,我还是会感到内疚,心想我要是多帮他一点,或许他就不会这样尴尬了。你说,我该怎么做呢?

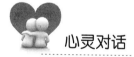 心灵对话

我:对你而言,有没有觉得这种内疚感仿佛有种似曾相识的感觉?

娴:嗯,其实我也早就怀疑自己是不是把团队负责人当做了我的姐姐。确实,他们有太多相似的地方,他们都是那么的无能,他们总是需要我去付出那么多。

我:听起来,现在你有些愤怒的情绪。

娴(有些忧伤):愤怒?呵呵,对我而言,这是个多么陌生的词汇啊!有次我在地铁二号线上,当时刚加完班,很晚了,车厢内也没几个人。我突然看到对面窗户上照出的自己,疲倦、渺小,我甚至都认不出来了。一种屈辱的感觉蓦然而生,我的眼泪默默地流了出来。那时,我想起了好多事,想起小时候自己老是要去照顾姐姐;想起爸妈看完我的成绩单从来不是表扬,而依旧是要我以后不要忘记照顾姐姐;想起我姐姐结婚时,我终于感觉自己的使命算是结束了,可以自由自在地为

自己而奋斗拼搏了。可现在怎么又遇上这样一个需要我去照顾的领导呢?为什么就不能有个人来照顾我呢?这就是命运吧,遇到这样的姐姐,我是无法愤怒。遇到这样的领导,我是想愤怒,但是结局又能怎么样呢?

我:你的意思是,你为了照顾别人而塑造了一个虚假的自我,而这个虚假的自我让你感到越来越压抑和焦虑?

娴:是的。我凭自己的能力考上了大学和研究生,以往工作的领导都很赏识我,为什么还要我去等,去忍耐,去示弱?我多么渴望遇到一个强人,在他的带领下大展宏图啊。

解 码

目前,娴的问题主要是控制情绪,因为通过讨论,在理智上她其实已经认同了公司高层的安排,认为暂时性的等待是必要的,但是,在情感上,她总感觉自己在面对团队负责人时,还是会有莫名的焦虑和内疚感。

从精神分析角度而言,这是一个非常明显的"移情"。所谓移情就是当事人把自己童年时期的家庭关系,潜意识地复制到了现实中的人际关系中来。也就是说,娴在潜意识中把她的团队负责人当做了自己的姐姐,从而,诱发了她童年时对姐姐的情感反应模式,即她必须被动地、无奈地"奉献",同时也必须压抑自己感到的愤怒和委屈,否则,她会感受到来自父母的"家庭道德"的惩罚。

按照弗洛伊德的人格模型,我们每个人的人格底部是"本我",提供成长的能量,内容是性本能和攻击本能;中部是"自我",它服务于本我,用来协调本我和超我的冲突;顶部是"超我",提供道德上的评判和自我理想的指引。具体到娴身上,她童年时父母强加于她的"必须照顾姐姐,必须照顾弱者"的家庭道德就被内化为娴人格中的"超我",继续施加内疚感和负罪感,尤其是当她想要拒绝这种被动的"奉献"的时候。娴如果想消除自己的负面情绪,就要弱化她内心中"超我"的压制,让它不要如此强硬地去压抑"本我",从而,可以让娴的"虚假自我"成长为"真实自我"。

那么，如何才能弱化娴人格结构中的"超我"呢，那就是必须让娴认识到"家庭道德"的局限性。也就是说，随着生存空间的扩大，我们每个人都要从各自的家庭背景和文化中走出来，去面对一个有着更多人际网络基础的、更大的"社会道德"的洗礼。具体到娴而言，在家庭中，因为亲缘关系的存在，以及遗传上的需要(娴和她的姐姐拥有共同的基因)，所以，"超我"会释放"本我"中性本能的作用(合作、建立关系)，而压制攻击本能的作用(竞争、破坏关系)。但是到了社会中，我们每个人都必须面对一个现实的问题，那就是在大量的陌生人存在的情况下如何生存。其中，性本能主要体现在找个人去爱、繁殖后代；而攻击本能主要体现在去辛勤工作，去合理地竞争，哪怕要失去和某些人的关系，因为，有时候破坏一段关系，是人格独立的需要，是实现真实自我的需要，是实现创造性的需要。

 支　招

　　在咨询中，我需要支持和鼓励娴安全地释放自己的攻击本能，因为，她必须要面对自己的房贷和未来生养孩子的计划，她必须保持高效专注地工作，而不能在人际关系中浪费太多的情绪和时间。随着她认识到攻击本能，愤怒本身也有其存在的价值，而且自己也可以控制的时候，她的理性功能得到了很大的提升，她开始尊重公司的安排和团队负责人的选择，更多地考虑在职场上"当仁不让"和"公平竞争"中人格独立的重要性。

为何如此优秀的我依旧如此沮丧？

作画者：37 岁，女性，现在是某集团中华区的副总裁，而且是团队中唯一的女性。

心理咨询师：陈天星

　　自述为工作狂、女强人、团队的领导者，很努力地平衡着家庭和事业的关系，只是时常感到不幸福，也不知是什么原因，只是感到不幸福，老有一种危机感。

　　另外，几年前有过轻度的厌食症，不过现在已经好多了。她始终心存疑问："为何现实的我如此优秀，却依然时常感到沮丧和焦虑呢？"

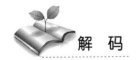 解　码

　　这幅房树人画，画面笔调比较阴暗，笔画短促有力，说明作画者情绪压抑且有冲动倾向。给人的整体感觉是，在沮丧和焦虑的背后，有一种愤怒，一种指向过去（童年）的愤怒。

　　画面是按纵向布局的，说明画者喜欢深度思考问题，可能更多地关注生长的过程、存在的意义、历史的必然性等强调理性的认知角度。但这样的思维方式，往往容易让人忽视现实的多样性、存在的虚无性、历史的偶然性等强调感性的认知角度。

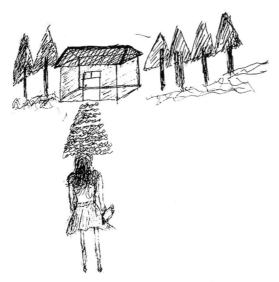

　　人物从画面的左下方开始画起,这是强调诞生的地方,说明画者的潜意识希望这幅画可以给出她问题的最初原因,可以引导她走出生命的无助。人物的身形较整个画面而言比例较大,说明作画者是个内心强大、比较自我的人。人物显示为背面,可以理解为一种逃避,因为,画中的自己在房树人测验中代表着画者潜意识中有关自我认识的投射,而背影就表示画者的潜意识不愿意面对现实的自我,可能是内心对现实自我的一种否定和拒绝。披肩的长发扭曲而凌乱,对应着内心情感的复杂和犹豫;高过膝盖的裙子,说明画者对自己女性魅力的自信;极为纤细的腿,强调了骨感和意志,这点符合神经性厌食症患者的心理特征,即往往对自我抱有不切实际的完美主义倾向;左腿下方有尖刺状的突出,说明幼年时期有某种心理创伤,结果在人格上留下了不可触摸的"刺痛伤痕"。

　　画中人物面对的小径,逐渐收窄地指向房屋,这说明画者的思绪越来越集中于一点,而且,这条小径是由陀螺线画出的。需要指出的是,陀螺线总是在生命的改变阶段出现,比如,幼儿在一岁左右体验到和母亲象征性的分离,开始变得较为独立的时刻;青少年在接近成年时充满执着、害怕和倔强的时刻;对成年人而言,往往是在他们陷入挣扎、内心充满矛盾的时刻。那么,画者的潜意识显然是想要表达,解决问题的出路就在那间房屋内。

房屋象征着画者内心的人际世界,尤其是和自己父母形成的最初的人际关系。可以透视的房屋,往往是儿童才会画的。说明画者的人格在潜意识的控制下完成了退行,也就是说画房子时,画者的人格水平退到了儿童时期,因为,这时期的儿童保持着发现事物背后意义的好奇,他们能够画出他所知道的,而不是他所看见的。等于说,画房子的时刻画者内心有一个天真的孩子,她说:原来在我的童年,爸爸妈妈都不懂得如何爱我,一切的人际关系都是空虚的,所谓的情感都是冷淡的。虽然,画者的意识想要再次描黑遮掩其中的内容,但是,这只能是欲盖弥彰而已。而且,门上面就是窗户,这一般是工作场所的设计,而不是家居房的构造,这也隐喻着画者从小体验到的人际关系都是缺乏信任感和亲密感的,因为,一切都处在随时可被窥视和被监视的情况下。反复加深的屋顶、密密麻麻的网格,都说明画者的原生家庭是个戒律森严、规则繁多的铁屋子。因此,我们可以想象画者必须压抑自己独特的感性诉求,而去顺从父母僵化理性的要求。

　　树木象征着画者的人格成长。连续画几棵树意味着对自己的价值不确信,希望可以淹没在群体中得到保护。树根象征着能够从尚未分化的集合性能量的深井中挖掘出的一切,也就是本能和潜意识,而画中的树根,尤其是房屋左侧的,相当错乱和扭曲,这些都是压抑生命能量的标志,可能和画者本人因为严苛的家庭教育而习得的羞耻感有关。树干象征着画者有意识的情感反应和成长历程,画中的树都有粗壮的树干,说明画者成长经历比较丰富,情感反应比较激烈,涂黑的树干代表着强迫自己拒绝和消除别人的靠近和影响,这样可以避免面对内心的空虚和矛盾。树冠象征着有意识的思考,有目的的活动,也就是精神世界。选择画松科植物(三角形形态)的人,往往有着和树枝集中到顶端一点的相似特征,即明确的目的感,强烈的动机感,相当执着、自我中心,而且野心勃勃。树冠内的线条也从左到右、慢慢由连续的曲折线变成了有固定倾斜方向的单线组合,这意味着画者逐渐放弃混乱的精神世界,想要开辟出一条可以使自我和环境相适应的发展道路来。最后,树干侵入树冠的部分越来越少,这也意味着画者可以越来越理性地看待自己的情绪问题了。

支 招

从画中透露出的线索结合画者自述曾有过轻度的厌食症,我们可从家庭动力角度出发,帮助画者解决她的提问:"为何现实的我如此优秀,却时常感到沮丧和焦虑呢?"

大量的研究表明,神经性厌食症经常发生在一些"优秀的女性"身上,比如,戴安娜王妃、歌星卡朋特和我们的这位画者。她们往往在社会上取得了很高的成就,回到家中也总是孝顺的、温顺的,总是用自己的出色来取悦父母,但是这些女性一般都以外表的强大来掩饰自己内心的软弱,在内心,她们往往是长不大的孩子,缺乏独立。归根溯源,我们会发现,这些女性的原生家庭模式大多是"过度依赖家庭",这种家庭里的互动模式具有极端的互相依赖性,家庭成员个体的身份界限模糊,彼此很容易受到影响。父母的教育强调计划和理想,他们在培养女儿的服从性和成就方面花费了巨大的精力,却很少顾及女儿的情绪和需要。结果,生活在这类家庭模式中的女孩都难以学会识别和接受自己的情绪和愿望,取而代之的,则是识别其他人的需要和愿望,服从他人的要求。比如在家中,她们延续的是父母的理想;在社会中,她们为之奋斗的目标往往是领导确立的;而这些常常以压抑她们真实的想法和感受为前提。于是,当她们离真实的自我越来越远的时候,她们也就变得越来越沮丧和焦虑了。这点可以打个比喻,厌食症的女孩的症状是老是感到很饥渴,忍不住就会大吃特吃,然后,再想办法呕吐出来。这就好比感情饥渴一般,老是想要别人的认同和赞美,但是,真的得到时,她又觉得这不是自己想要的,再拼命地否定别人的客观评价,认为别人只是在虚假地敷衍她而已。所以,如何认识到真实的自我,学会尊重自己的感受和愿望,对于治疗厌食症女孩来说是极其重要的。

那么,如何才能做到独立和自尊?如何才能不感到无能呢?毕竟,童年已经过去了。这点我想作画者可以思考一下存在主义心理疗法的一个原则,就是放弃"过去决定未来"的思维方式,选择"未来决定过去"的思维方式。也就是说,一个人从过去当中选择什么去回忆,是由他在将来要面对什么来决定的。假如因为这幅房树人,画者已经顿悟出了自己个人困惑的起源是僵化的家庭动力所致,那么,画者就完全可以想象自己在未来成为一个懂得爱的艺术的母亲,并且,专注地去实践。由此,相信画者也就可以想起一些有关自己家庭的温暖的故事来,也可以想到其实自己的成长过程中有着无数次改变命运的机会,但是,为何自己就错过了呢?

梦的解析篇

梦中,我穿着海盗装与恶龙搏斗

梦主： 公司中层管理者,男,39 岁

心理咨询师： 陈天星

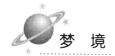

梦 境

梦中,我穿着一件红色的 T 恤,衣服上绣着一个骷髅,骷髅的肩膀上站着两只鹦鹉(这件衣服我记得在某个大牌的时装店见过,当时很喜欢,想买,但是又考虑到自己没有场合穿,就放弃了,好像是海盗服)。

我走在街上,走着走着,突然飞起来了,不是很高的那种,而是离地一米左右,然后我就开始在城市里飞行。飞着,飞着,周围的楼房渐渐没有了,我一个人飞啊,飞啊,感觉到有些无聊了,就顺着河流,来到了一个洞穴。

这时,洞里突然钻出来一条恶龙,朝我疯狂地喷火,我一下子飞得更高,从上面给它迎头一击。这下子恶龙不动了。我走进山洞,看到一个很温暖的窝,里面还有几颗没有孵化的蛋。

因为刚才的打斗很耗能量,我就在窝里睡了一觉。没想到过了一会儿,几条小龙不知什么时候孵化出来了,舔着我的脸,把我吓了一大跳,立刻惊醒过来。醒过来的时候,我发现自己大汗淋漓。

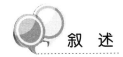

叙 述

我是一个公司的中层管理者,今年 39 岁。工作上,这些年来一路发展得还算可以,但是,我一直都有跳槽的想法,因为总感觉工作上一切只为钱,做起来没有意义,没有激情。我时常会幻想着在内蒙古或者西藏的某个地方买个草场,过一种自由而又宁静的生活。但是,这终究是一种梦想,说出来没人会支持。大家都认为我现在这个职位是很多人梦寐以求的,收入稳定,年薪很高,上升空间又大,社会地位也还不错,还有什么可以抱怨的?

做梦前一晚,我和老婆又一次商量跳槽的事情。结果,她还是坚决不同意,说我们的孩子马上要上小学了,还要动用关系才行;而一旦我辞了职,这么多年积累的人脉就都没了,到时候办什么事情都不方便。吵着吵着,我感觉很无聊,就翻个身睡了。然后就做了这个梦。

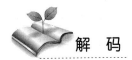

解 码

这个梦很有意思,因为它既反映出梦主内心的冲突,也清楚地表现了存在心理学的四个主题,即死亡焦虑、孤独焦虑、自由和责任的焦虑,以及无意义焦虑。在这个梦中,死亡焦虑对应的意象是衣服上的骷髅;孤独焦虑表现为在梦中,他一个人漫无目的地飞翔;自由和责任的焦虑则体现在他先是打恶龙,可打完自己却变成了恶龙(小龙舔他的脸,显然把他当做了同类);无意义感则由鹦鹉来传递。下面具体来看看。

首先,梦主提到了一件奇怪的衣服,红色的,上面绣着骷髅和两只鹦鹉,又说是海盗服。显然,这是梦主潜意识对死亡的恐惧。因为,海盗这个职业是非常不稳定的,可以说今天不知道明天,所以很多海盗的旗帜都是骷髅旗,象征着对死亡的接受和崇拜,他们认为只要活得痛快,那么死亡又有什么呢? 对梦主而言,假如自己就这样没有激情地活着,那么,这种生活和死亡又有什么不同呢?

接着,梦主开始飞行。这种飞行的梦,一般都是有些自恋人格的人喜欢做的主题,是梦主潜意识的全能感和人格中的夸大感浮现出来的效果。飞行象征着脱离地心引力,也就是说摆脱了各种规律的束缚。然后,梦主飞行到了没有楼房的领域,感到了无聊,这可以说是梦主内心孤独感的表现,也可以看出梦主在人生奋斗的过程中,渴望有人可以理解他的感受和理想。

然后,梦主顺着河流,来到一个洞穴。河流一般象征着源源不断、生生不息,是孕育生命的标志;洞穴一般象征着子宫,也是孕育生命的地方。那么,这可以解读为梦主因为孤独,所以踏上生命的回溯之旅,企图寻找生命最初的状态和意义所在。接着,梦主和洞穴中出来的恶龙搏斗。龙的原型有蛇的意象,这是因为最初人类的图腾崇拜中普遍都有繁殖崇拜,也就是原始人类都会选择一些繁殖力强的动物来作为崇拜的对象,以此来希望获得它们的强大能力。蛇是繁殖力强的动物,慢慢地,由蛇演变而来的龙也就有了繁殖力强的象征味道。在这里,恶龙可以象征为梦主的妻子,因为,她不赞成梦主的计划,所以在梦主的潜意识中,她就变成了恶龙,以保卫后代来威胁梦主。梦主通过搏斗,战胜了她。但是,当梦主进入到洞穴并在龙蛋上睡着后,才发现自己不可避免地要去抚养小龙。这时,他恐惧地醒了过来。

最后,有关无意义焦虑的象征是由鹦鹉来提供的,因为,鹦鹉只会学舌,尽管它能够说出人类的语言,但是它无法明白语言所代表的情感和意义。

 支　招

(1) 死亡焦虑和生活的满足感成反比。生活过得越满足,死亡焦虑就越小;而生活越不满足,就越容易为死亡焦虑。所以,既然梦主潜意识中存在着死亡焦虑,那么消除这个焦虑的最好办法,就是思考自己的生活,如何才能获得更充实的心理满足。是活在别人的眼光中,还是为自己而活?心理学大师荣格曾经说过一句很有意思的话:"每个人都有两次生命:第一次是活给别人看的,第二次是活给自己的。第二次生命,常常从 40 岁开始。"或许,梦主的第二次生命也快来临了。

（2）消除孤独感的最好办法,就是架起沟通的桥梁,建立起稳定的关系。害怕孤独的人通常需要别人的在场来确认自己的存在;渴望被比自己更有权势的人所吞没,或是吞没别人来减轻自己的寂寞无助感;试图通过别人来提升自己。总之,他们向人际关系伸手不是因为他们想要,而是不得不这么做;所产生的关系仅仅是为了利用别人而存在,而不是基于彼此的成长和共赢。但具有讽刺意味的是,如此需要真诚关系来消弭孤独感的人,恰恰正是最无力建立真诚关系的人。所以,梦主需要重新定义自己和妻子的关系,从关爱自己身边的人做起,从共赢的角度出发,不能只考虑自己的需求和成长,而把一些发展的代价丢给别人去承担。

（3）其实自由与责任并不矛盾,你是自由的,但必须去选择责任来成全自由。今天的人们少了"必须"做什么的内心鞭策和"应该"做什么的外在强迫,取而代之的新问题则是"选择"做什么,并为选择承担相应的责任。以下观念或许可以帮助我们更好地做出选择:"只有我能改变自己的世界","改变其实无所不在,既然不作为也会改变,那为什么不主动去改变","每个人都有改变的力量"。梦主不必要"被"孩子的抚养任务惊醒,而应当意识到自己有能力、有责任去主动承担抚养责任。

（4）生活的意义是根植于生活之中,而不是游离于生活之外的。人在一生中的某些时刻会问到自己以下问题:"生命的意义是什么? 人为什么而活? 如果我们必须死,如果没有一件事是恒久的,那什么事是有意义的?"问这些问题是好的,但是假如提问的人把自己从生活中抽离,成为疏远的旁观者时,那么这些问题就没意义了。从心理学上讲,这个位置被称为"星云之眼",意思是从这样宏观的角度去看生活的话,我们就都显得渺小而愚蠢,我们的活动也会看起来很荒谬。从心理学角度而言,经常用"星云之眼"的角度去讨论生活是很容易使人产生无意义感的,比如,梦主就反复自我暗示生活在一个拜金主义的时代,所做的一切都没有意义。因此,咨询师必须帮助梦主从旁观者变为参与者,告诉梦主,无论他是不是感觉生活在一个拜金主义的时代,他都是一个勤奋进取的企业中层领导,他有一个相对幸福的家庭,他有一个前景美好的孩子,他也有资源去改变自己的人生。

梦中我与男友在闹市走散了

梦主：大三学生，女，21岁

心理咨询师：陈天星

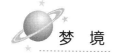 **梦　境**

梦中，我和男友来到故宫，碰巧遇到好多人在抽奖。男友也冲进去抽了一张，结果，工作人员说他中了大奖。我们满怀期待地等待着奖品，结果呢，只是一个数码相机，而且还是个几年前的老款。我正要说无聊，主持人就把我男友拉上了展台，夸张地向他祝贺。之后，我男友也开心地把我拉上去，尽管我感到很丢脸，但是，还是被他给拉上去了。当主持人把相机交给男友时，我突然夺了下来，对着展台下的人群拍照，大家都惊呆了。

过了一会，我们来到王府井大街，人好多，就走散了。我走进一家卖女装的店，品牌的名字我还记得，可奇怪的是我之前从不买这个牌子的衣服，因为感觉这个牌子现在更像是给高中生设计的。过了好久，男友才过来，而我竟然没有生气，要是以往的话，我早就大发脾气了。但是，梦中的我好像只是看了他一眼，很陌生的感觉，然后，就继续挑起衣服来，直到梦醒……

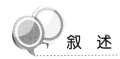

叙 述

我是一名大三的女生,在我决定同意和男友去北京旅游的当晚,做了这个梦。本来做出这个一起旅游的决定我就很矛盾了,现在做了这个梦,我就想请咨询师帮忙解一解,看我这个决定是不是正确。

我和我男友是同班同学,刚进大学的时候,对他没有什么感觉。有次班级聚会,有人起哄说他一直暗恋我,要和我一起唱支情歌。我虽然不愿意,但是那个场合不唱又显得自己很小气,于是就唱了。没想到,他第二天就开始给我打水,给我送小礼物,送花之类的。当时,我很不情愿,明确地告诉他,我不会爱上他的,请他不要这样。但是,他说这是他自愿的,只不过我要是不接受,他会很痛苦。于是,我想那就让他送吧,反正,我不要理就是了。没想到他竟然日复一日地坚持了下来,周围的同学也看在眼里,纷纷劝我接受他,而我也在他一次次的接近中慢慢地放松了抵御。就这样,随着时间的流逝,有意无意地,我好像也喜欢上他了,成了他的女朋友。但是,我明白自己内心又好像有些不甘,感觉他不应该是我喜欢的那种类型。

说来惭愧,套用现在网络的流行用语,我内心好像更喜欢"高富帅",而不是像他一样只能给你画大饼的"屌丝"。可是,人生可能就是这样吧,没有那么多的"高帅富"给你挑,到最后,还是"屌丝"可靠些。

只是,内心的不甘还是让我会经常冲他发脾气,包括这次决定去北京旅游也是这样,他提出放假一起去,但是,我内心其实是想一个人回家的,但是,经不住他的软磨硬泡,最后同意了。

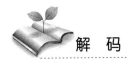

解 码

这个梦显然是梦主白天内心挣扎的延续,或许,我们可以这样理解,白天梦主在意识层面关于自己恋爱的问题已经焦头烂额了,于是,晚上潜意识就给出了一个"解决方案"。下面,让我们具体来看看她内心的真正想法是什么吧。

　　首先,梦中第一个场景是故宫,象征着命定说。"男友中了大奖",结合梦主的自述,我们可以解读为,梦主潜意识认为爱情是完美的,即是有秩序的、注定的,或许以前她都没有考虑过他,但是,既然他是被选中的,那么,她也就勉强接受吧。数码相机从结构上可以象征眼睛,从功能上象征没有灵魂的表象。这等于梦主的潜意识在说:"你虽然得到了我的关注,但是你没有走进我的情感世界,也就是说我们的交往水平还很肤浅"。这说明梦主在与男友的交往过程中很可能运用了"隔离"的防御方式,也就是梦主的自我尽量避免去体验自己的情感感受,以免引起自我的失败感。

　　"几年前的老款"则说明梦主的情感成熟水平因为"隔离"这种防御方式的过度使用,因而依旧停留在几年前的水平。"我正要说无聊"说明梦主想要表达这种恋爱的无趣。但是因为主持人(某种游戏规则的执行者)和围观人群(某种游戏的参与者)的压力,梦主还是被迫做出了妥协。"对着展台的人群照相,大家都惊呆了",这里的照相机象征着眼睛,从被人看,到去看人,暗示着梦主经常运用"变被动为主动"的防御机制,也就是当她在别人面前觉得羞耻、尴尬和惊讶的时候,她就会设法让别人觉得羞耻、尴尬和惊讶。这也是梦主经常会冲男友发脾气的原因,梦主的情绪在压抑一段时间后,就会主动向男友爆发。

　　王府井大街是中国有名的商业街,那么,相对于人为控制的游戏规则(比如主持人和围观群众),显然象征着另一种游戏规则,比如市场化、公平竞争。"人好多,就走散了"说明梦主的潜意识希望自己可以再次以单身的身份进入到恋爱的"市场"中去。某个衣服品牌,单从其字面就象征着崇尚个性和尊重自我的价值观。梦主认为这个牌子的适应群体是高中生,而她自己已经是大三,说明梦主的自我开始退行,希望自己能把从高中时代就应该具备的个性和自我给找回来。

　　最后,梦主没有去埋怨自己男友的"失职",而只是当做陌生人一样地看了一眼,就继续挑起自己的衣服来。这可以解读为,梦主已经意识到自己要是想改变情绪化的"被动为主动"的防御方式就需要把主动的地位延续下来,而不是情绪爆发完后,又回到被动的地位。这就需要找到新的角色(衣服),一个内外一致的真实自己。

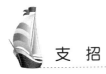 **支 招**

　　这个梦提醒了梦主需要尊重自己的潜能和主动权,而不是去相信什么命定说。否则,一味地迎合对方,压抑自己的情感,就会造成内心的冲突,从而,消耗掉大量的生命能量,变得犹豫不决,焦虑不已。

　　另外,通过梦主的自述,我们可以发现梦主对其男友从没感觉到接受礼物再到恋爱关系,存在一个态度转变的过程。而现代心理学有个非常有名的"认知失调理论"可以帮助梦主加深思考。该理论告诉我们,当你的行为和你的态度发生矛盾时,你的态度将有所改变以与行为保持一致。也就是说,假如你不能改变你的行为(梦主就因为周围舆论的压力,不得不违背本心接受了男友),你就只得改变你的态度。

　　结合梦主的案例,就是说梦主对她男友的态度起先是否定的,但是,梦主却做出了接受该男生邀请唱歌和礼物的行为(与态度不符的行为)。然而,她对于自己为何要接受却没有很充分的理由,于是,梦主产生了严重的认知失调,随后,她改变了对该男生的态度,变得认为自己是喜欢他的。

　　再举个反例,假如该男生告诉她说自己只是在做一次试验,只有和她一起唱歌和送给她礼物,才能完成试验、获得成绩,那么,即使梦主依然做出收下礼物、共同唱歌的行为,梦主也不会经历认知失调,因为她对于解释这个行为的理由很充分,所以,她对于该男生的态度也不会发生变化,即依然可以保持不喜欢他。

　　最后,梦主问我是否该与男友一起去北京时,综合考虑,我想可以回答梦主的问题了,即先不要去。因为,在潜意识(也就是梦中),她已经流露出对个性回归的期盼。

　　其实,在意识中,我们可以发现梦主因为违背自己的本心,有严重的认知失调的现象存在,导致脾气暴躁,常对男友发火。假如这种言行不一致的机会越多,自欺欺人的成分就会越来越强,梦主的情绪也会更加失控。

在一堆鸡蛋中，我和蛇面对面

梦主：企业管理人员，女，29岁

心理咨询师：陈天星

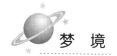 **梦 境**

　　我与一个朋友(我们是大学同学，关系一般，只记得她是我们女生当中谈恋爱次数最多的一个。毕业后我们一直没有联系，目前她在家待产，只是前不久在网上聊天时，她突然问起我该如何给她孩子找合适的月子中心。她为何出现在我梦中，又为何和我一起逛街？我自己也感到很奇怪)走到一个商场里面。看到很多个玻璃房间，其中有一间里面有很多很多个鸡蛋。

　　我看到房间里有一个我的同事，很认真地把里面这些鸡蛋保护起来，把表面都擦得很干净，使得每个蛋的外面一点点脏东西都没有，然后把它们一个一个整整齐齐地排列好，放到保护的塑料器具中，底座铺上稻草和泡沫之类的东西，并用透明的盖子盖起来。因为有好多好多个鸡蛋，那位同事就在那里忙个不停。突然之间，屋顶的吊顶和地板开始晃动，我很紧张，怕这些鸡蛋被打碎。我忍不住推门进去想检查一下鸡蛋保护得好不好，有没有遗漏，擦得干净不干净。可就在我进去想要凑过去看的时候，突然发现地面上钻出了一条大蛇，很长很长的一条大蛇，横在我的面前，那条蛇把头竖起来，面向我。我感到非常害怕，想着是应该拿什么东西去打它的头呢,还是趁机逃掉。不过,我感觉自己是逃不掉的,看来只能反击了。可我的身旁除了鸡蛋就没有其他东西了,我只能一通尖叫,我的同事也很害怕,紧接着我就醒了。醒来后,我依然感到很害怕,出了一身冷汗。

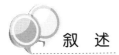

叙 述

我是一名女性,今年29岁,刚结婚不久,在一家月子中心担任管理工作。我们中心规模很大,产前和产后的服务都做。做这个奇怪的梦之前,我们的领导派我和我的同事一起去国外考察学习,因为几乎每个家庭都很重视下一代,重视孩子的养育问题,所以领导准备大力扩展我们中心的规模,提高服务质量。对于我个人而言,这当然是我人生中一个很大的机会,所以,我也想要好好把握这次考察的机会。梦中的鸡蛋我想就是那些选择在我们中心接受照顾的宝宝吧,需要精心呵护,而它们的孵化(顺利成长)就是我们的职责和成功。而大蛇呢,按照我们家乡的习俗来讲,梦到蛇就是要来财了,大蛇就是大财了,可能预示着经过学习和考察,我的业务水平提高了,自然我的薪水也会大涨了。但是,我百思不得其解的是,梦中我为什么会如此害怕和焦虑呢?如果说日有所思夜有所梦的话,我应该开心才对啊,所以想请老师帮忙解答一下。

解 码

这是一个很有趣的梦,充分传递出梦主的潜意识在面对家庭和事业时产生的冲突和焦虑。

事业成功无法消除焦虑

按照精神分析的理论,梦的定义是"潜意识愿望的达成"。也就是说梦是一个舞台,上面的演员分别是梦主人格系统中的"本我"、"自我"和"超我"。其中,"本我"属于潜意识范畴,既是演员又是导演,他的使命就是要表现自己被注定的创作主题,即"攻击本能"(去辛勤工作,去建立事业)和"性本能"(去爱,去繁衍后代);"超我"代表了梦主在成长中所认同的"道德观念"和"自我理想";"自我"就是梦主能意识到的自己,他主要为"本我"服务,想办法解决"超我"对"本我"的审查,最大地实现"本我"的愿望。那么梦主自己呢,作为一个观众穿插于三者之间,近距离地关注着他们之间的故事。

回到梦中,如果按照梦主自己的分析,也就是认为这个梦的创作主题是围绕着"攻击本能"来展开的,即把鸡蛋当做婴儿的象征,把大蛇当做发财的象征,那么,用鸡蛋去喂养大蛇,就是用辛勤工作来换取大量金钱,来满足本我的"攻击本能"。不过,这样的解释却无法解释梦主的焦虑。但是,如果我们用"性本能"作为梦主这个梦的剧本主题,解释会更加圆满。下面具体来分析。

首先,梦主大学同学的出现,其一是因为她求助于梦主的职业经验,唤起了梦主"攻击本能"的自豪感;其二是因为这个同学大学时代就恋爱多次,这次又先于梦主怀孕,这些很可能是让梦主嫉妒的事情,唤起了梦主"性本能"的自卑感。所以,该大学同学代表了梦主的"超我",表达了梦主"先立业后成家"的"自我理想"和"女人应该被动地接受性本能"的"道德观念"。

进入商城,预示着我们每个人都要面对自己的人生价值以及选择和被选择的竞争命运。

玻璃房,既让人联想到可监控的育婴环境,又因为它是一个封闭的、脆弱的空间,也可以象征着子宫;一个个的鸡蛋,既可以是梦主联想到的婴儿,也可以象征着卵细胞。梦主既然要出国想必对英语有一定的了解,在英语中"egg"既表示鸡蛋,也有卵细胞的意思。

综合考虑,玻璃房和鸡蛋既可以象征梦主"本我"中的"攻击本能"(和事业有关),也可以象征梦主"本我"中的"性本能"(和繁殖后代有关)。梦主的同事一直在精心地、一丝不苟地照料着这些鸡蛋,那么,她代表的就是服务于"本我"的"自我"了。从"攻击本能"的剧本主线去理解就是梦主的"自我"很热爱自己的工作,认真负责地照顾着婴儿们;从"性本能"的主线去理解就是梦主的"自我"很在意自己在性方面的品行,因为,她小心翼翼地呵护着自己的性资源,不轻易向外"贡献"卵子。

接下来玻璃房的抖动,从"攻击本能"的主线去理解就是梦主可能要更换工作空间,也意味着"晋升空间"了;从"性本能"的主线去理解就是女性子宫有了排卵的征兆,也就是梦主"本我"渴望生育的愿望。

本能渴望怀孕生子

对大蛇的理解,按照精神分析的理论,一贯认为它代表了男性的生殖器。那么,我们就很好理解为何梦主想要用鸡蛋去砸蛇头了,那是因为梦主的"本我"渴望受精怀孕;而她想要逃却无法逃,是因为她已经 29 岁了,而且已经结婚,必须面对生育这件事情了。

梦主的尖叫和焦虑就比较好解释了。因为按照弗洛伊德的理论,焦虑是一种信号,好像火警警报一样,它是要报警,说明"本我"和"超我"产生了冲突,需要"自我"赶快去解决。如果自我无法做出相应的调适,那么,焦虑就会越来越厉害,直到自我无法工作为止。

所以梦主的焦虑,显然是因为她的"本我"中的"性本能"想要生孩子,但是,她的"超我"却要她专注工作、准备晋升,于是冲突产生、焦虑出现、自我失控。而如果按照梦主自己的理解,"本我"中的"攻击本能"想要晋升发财,而"超我"也支持的话,就不应该有焦虑出现了。

至此,我们发现用"性本能"作为梦主这个梦的剧本主线要比"攻击本能"合理得多,也就是说,其实梦主内心渴望生育和家庭稳定的愿望要比晋升发财和事业有成的愿望更强烈一些,而这点和她自己做的假设恰恰是相反的。

 支 招

弗洛伊德曾经提到一个心理咨询的治疗目标,就是说一个健康人格的标准应该是"可以去爱并辛勤工作"。那么,梦主确实应该反思,29 岁的自己,而且是刚结婚,是否应该做些家庭和事业的平衡,在自己不断强化"攻击本能"(建立事业)的重要性的同时,是不是也应该提升一下对"性本能"(去爱,繁衍后代)的关注。建议梦主可以考虑修正自己的"超我",即将"自我理想"换成"成家立业不分先后";"道德观念"换成"女人也可以主动地接受性本能",那么她内心的冲突和焦虑或许就会消失了。

梦中，我迷失在原始森林

梦主：*离异单身母亲，女，38 岁*

心理咨询师：*陈天星*

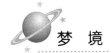

梦 境

我做过的很多梦都忘记了，可这个梦却让我印象深刻，希望心理咨询师能帮我分析一下。

梦里，我好像参加了一个旅行团。本来是一大堆人在一起，可不知道为什么，我与别人走散了，来到了一个森林。那是一个原始森林，植物茂盛，动物繁多。开始我还兴致勃勃地边走边看，可渐渐地觉得有些不对了，周围的树木越来越多，几乎看不见路了，阴森森的，间或还有野兽的叫声传来。我害怕起来，就想找到别的人一起离开这个地方。可我完全分不清方向，因为树木太茂密，把天空几乎都遮蔽了，连太阳也看不到，没法分辨方向。我大声呼救，可没人回答我。我只能深一脚浅一脚地找出路。走着走着，我来到了一片沼泽，而且很不幸地，我陷进去了，越是挣扎，陷得越深。我害怕极了，不知道怎么办才好。

就在这时，我看到了一个男同事，平时我与他关系一般，但对他印象不错，感觉是比较值得信任的人。我喊他，他看见了我，而且过来帮助我。他费了不少劲，好不容易把我拉出了沼泽。我感到很累，想休息一下，可他说这里不安全，还是尽快离开比较好。我只能拖着步子跟着他走。路上,我们又遇到了一大群蛇,他说这些蛇是没毒的,但是我很害怕,我最讨厌这种软绵绵、滑溜溜的东西了。最后,他把蛇都赶走了,我松了口气,心里很庆幸能遇到他。可我们走着走着,不仅没遇到其他人,彼此之间也失散了,我又是一个人了。

这次,我好像到了海边,海水上涨得很快,一会儿工夫就漫过了我的腰。我想向岸边逃生,可赶不过涨潮的速度……我被海水淹没了……然后,醒了。

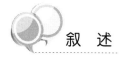

叙　述

做这个梦时,生活中并没有发生什么特别的大事。不过,我看了几本关于末日的小说,而且,那时离所谓的末日也接近了,会不会是这个原因呢?我今年 38 岁,离异单身,有个孩子。

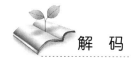

解　码

这个梦处处散发着迷茫、压抑,甚至绝望的感觉,投射出一位 38 岁离异母亲的内心冲突和痛苦。

首先,梦主参加了旅行团,但是不知不觉跟其他人走散了。本来,人生就好像旅途,但梦主却脱离了团队,这流露出梦主潜意识的不安全感和孤独感。

心理学中有一个概念叫"社会时钟",即同一个时间总会有一个群体分享着同一个生活节奏,差不多时间出生、入学、结婚、生子。如果其中的某个人忘记了自己的"社会时钟"指到了几点,那么在与其他主流成员比较时,就会产生一种错位感和紧张感。所以,这个场景和梦境,或许就反映了梦主在与周围人的比较中感受到的孤独感和格格不入。

接着梦主来到了一个森林,梦主特别强调这是一个原始森林。从精神分析角度而言,黑森林一般象征着女性的生殖器,这意味着梦主的人格出现了退行,也就是说其他人可能都去象征现代文明的城市旅游了,梦主却来到了象征自己出生的地方。那么梦主的森林之游,也就象征着梦主重新回到母子共生的互相依存状态。

开始,梦主还兴致勃勃地欣赏着沿途风光,并且感觉里面"植物茂盛,动物繁多",这些说明她对重新和自己的母性(情感)建立联系感到安全,梦主的潜意识也赞美这种繁殖力强大的母性状态。

但是随后,梦主因为找不到路、见不到太阳、听到越来越多的野兽吼叫而越来越害怕,这说明梦主的潜意识觉察到母性情感的深处有着某些迷失和疯狂,这时梦主需要意识的指引,即比母性情感更稳定的父性理智,也就是梦中太阳所象征的理性光辉。

接着梦主艰难地走到了一片沼泽,显然,这象征着梦主回到了自己出生的子宫。可是这个子宫不再是滋养性的、孕育生命的,而是一个消耗性的、吞噬活力的,这是梦主的潜意识所担心的,也预示着梦主即便退回到母子共生的互相依赖状态,也只会让梦主变得更加感性而迷失自我。因为要想让子宫发挥孕育生命的功能,必须要有象征理性的父亲力量的参与,也就是说梦主必须让自己的母性(情感)得到父性(理性)的结合,这样才能被子宫所滋养,也就是我们中国传统文化中追求的阴阳调和。

终于,梦主想到依靠男性来帮助自己从母性的世界走出来,而且,也确实有一位肯帮她的男性。这位男性是位"男同事,感觉比较值得信任",这说明在梦主心里,让她感觉安全的异性是关系不远不近的同事,而且为人要比较可靠。

这位男性一直不断提醒梦主要尽快独立,依靠理性来指引情感才能走出母子共生的困境。但是,梦主接受得很勉强,她还想保留更多的母性情感。接着,梦主要求男同事赶走路上遇到的无毒的蛇。在精神分析中,蛇一般象征着男性的生殖器,也象征着一种性诱惑。那么,我们可以解读为,梦主的潜意识希望异性可以更多地接纳她作为一名母亲的身份,但是,作为异性象征的男同事却希望她可以多包容一些性的需要,他认为这些需要是合理和无害的。梦主虽然认为该男同事值得信任,但她还是想办法让他打消了性幻想,结果,梦主是松了口气,也感恩于男同事的帮助和支持,可这一切最终也造成了男同事的离去。

最后，梦主来到了海边。大海象征着潜意识中的情感世界，是流动的、难以控制的；岸象征着意识中的理性世界，是稳定的、可以建构的。梦主想向岸边逃生，可赶不过涨潮的速度，这说明梦主的自我想要依靠理性来让自己得到解脱，但每次当她努力的时候，都被自己的情感力量所影响。直到最后，梦主被海水所淹没，也就暗示着梦主被自己的情感所束缚，压得透不过气来。

 支 招

梦主可以思考两种母子共生状态的意义。第一种情况是，当退回到子宫的母子共生状态时，梦主会和自己母性情感建立链接，感受到母性情感深处的迷失和疯狂，那么，她就需要借助父性理智来指引这种深沉有力的情感，也就是说梦主需要更多地回忆自己的父亲，并且从他的性格中汲取男性化的力量，比如，意志力和主动性来融合进自己过于情感化的女性性格中。同时，在这种情况下，梦主也有必要反思自己和母亲的关系，是不是在自己的人格建设中过多地认同了母亲的价值观，而母亲是不是对男女间的性需求抱以否定的态度，从而让梦主对自己的性欲感到羞耻，继而不断压抑？

第二种情况是，梦主现在的孩子和她在心理上保持着母子共生的依赖状态，梦主拿"害怕孩子受伤"来当理由和借口，从而害怕接纳身边可以信任的男子，并且不敢面对自己独立生活。那么，她需要大胆地承认自己的个性和需求。其实，假如梦主一味地选择以孩子的利益为自己交友的出发点，就会给孩子带来一种心理压力，他会感到自己仿佛"欠了妈妈"，而梦主做出这种"自我牺牲"后，又必然需要孩子不断给予她感激和赞美，这样的关系模式发展久了，可能会让孩子感到愤怒和无奈，因为随着孩子的成长，他必然想要和母亲在精神和情感上分离，走向独立，但是拥有这样一位不独立的母亲，只会让他变得自卑和压抑。

总之，梦主可以从这个梦提供的信息中，去思考自己目前的心境和现状。虽然她是一名离异的母亲，但是并不该以孩子为借口逃避独立，逃避个人需求，而应该勇敢地正视这些问题。尤其在重新交友的过程中，必须学会尊重对方的各种需求,这不是一种妥协,恰恰相反,这其实是一种自我尊重,也就是尊重自己首先是一名独立的女性,拥有自由的性欲望和亲密感的需求,然后,才去尊重自己作为一名母亲应该有的强调奉献的母性情感。假如梦主可以接受这样理性的建议,那么相信她很快就会走出情感的束缚,让自己更加自由地去生活。

梦里，我在母黑熊的监督下捕猎野猪

梦主： 白领，女，30 岁

心理咨询师： 陈天星

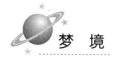

梦　境

我小心翼翼地与母熊谈判

　　这是我 2012 年做过的一个梦。梦里，我是一个古代大庄园的主人。遇到大旱，没吃的了。庄园后面有一座山，但是被一道铁丝网围起来了。我想带着手下去山里猎野猪吃。山上有一群野猪，很凶猛，数量很多，整座山里到处都是。但我最担心的是山里的一对黑熊母子，母熊是这座山真正的主人，它不喜欢人类进去。

　　我进了山之后，遇到了大黑熊，我小心翼翼地向它解释，我们是因为饥饿来捕猎野猪的，并不想冒犯它。黑熊就一直站在旁边，看着我们和野猪大战。

　　我部署好战略，让下属们用箭和长矛对付从山上扑下来的一群群野猪。经过厮杀，最后杀死了野猪的头领，野猪群也溃散了。我将战场上最嫩的一只小野猪，小心翼翼地献给了大黑熊。大黑熊接受了。

　　最后我和大黑熊达成了协议，山上留出小半部分给我们，大半部分仍然属于黑熊的私人领地。后来我就醒了。

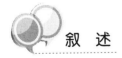 叙　述

儿时,我对母亲充满怨恨

下面是我的一些经历。

我今年30岁,女,未婚,是名白领。从小,我不在父母身边,直到上学才被接回他们身边,所以与父母感情不亲密。母亲脾气很大,父母年轻时经常吵架。妹妹和母亲关系比较紧密,小时候我一直很羡慕妹妹能在母亲面前撒娇。

我性格非常理性、抽离,不太容易与他人建立信任的亲密关系。上大学后,对于人生的意义质疑了很久,觉得人活着没什么意义,浑浑噩噩地过了好几年。

后来开始看哲学、社会学、心理学方面的书籍,很喜欢。通过不断地吸收这些方面的知识,也开始自我反省人生,回顾自己童年的生活,重新解释童年的很多记忆。我意识到自己内心深处对父母的怨恨和疏离,也意识到父母对自己的性格和人生影响非常大。而且我还察觉到,如果不能修复和父母的关系,自己大概一生都不会真正得到内心的宁静。进入社会后,我渐渐体会到当年母亲所承受的生活压力,也分析了母亲的性格,逐渐能体谅和包容母亲了。

后来,我开始尝试和母亲交流,即使有冲突和争吵,在家中也开始表达自己的想法和情绪,希望让父母看到自己坚强的一面,让他们放心。上面这个梦就是经历这些精神上的成长时做的。

 解　码

这个梦很有趣,结合梦主自己的反思,可以说很完美地体现了精神分析客体关系理论对人类心理的认识。

客体关系理论主要是说,我们的心理结构天生具有两种心理模式,一种是"偏执—分裂心理模式",一种是"忧郁心理模式"。前者是指每个婴儿一生下来就感到强烈的被迫害焦虑(偏执感:对由外部而来的攻击的恐惧),因为相比在子宫中无忧无虑的自我满足状态,外在世界实在有些可怕,他感到这个世界很不安全,于是,他潜意识里感到被迫害。为了生存,他的心里必须把这种不安全的感觉给投射出去,这样婴儿才能感到安全。

　　克莱因曾经给出一个经典的意象来说明这种心理模式:当婴儿在吮吸乳汁的时候,他感到沐浴在爱中。"好乳房"充满奇妙的食物并转化成了爱,把他沉浸在维系生命的乳汁中,用爱的保护笼罩着他,他于是爱上了这个"好乳房",对它提供的保护深怀感激。而当婴儿的胃中空空时,婴儿感到受到虐待,痛苦烦恼,饥饿的感觉从内部侵袭着他,这时他必须把这种坏的感觉给投射出去,于是,他感到有一个"坏乳房",会喂给他有毒的乳汁,他恨那个"坏乳房",并且充满了强烈的攻击报复性幻想。于是,婴儿的心理世界就被分裂为"好乳房"与"坏乳房"两个世界了,两者无法共存,交替出现。他想尽办法要留住"好乳房"而毁灭"坏乳房"。

　　伴随着婴儿的心理发展,他逐渐会进入到"忧郁心理模式",因为,婴儿会慢慢地发现,自己要攻击的那个"坏乳房"其实也是长在妈妈身上的,那么,假如自己一定要让"坏乳房"消失的话,就等于杀死了妈妈,同时也等于杀死了那个曾经给自己爱的"好乳房"。于是,婴儿"忧郁"地发现,原来"好乳房"(好母亲)和"坏乳房"(坏母亲)都是同一个母亲带给他的体验,"好乳房"和"坏乳房"只是母亲身上不同方面的特征而已,这时婴儿开始理解原来母亲是一个复杂的他人,是一个独立于自己的个体。于是,婴儿也开始放弃自己的全能感,发现原来这个世界并不是只有自己,自己想要生存下去的话,就要控制对"坏乳房"的恨和攻击,也必须感恩于"好乳房"的爱和保护,最后,积极主动地修复"好乳房"和"坏乳房"之间的关系,得以让自己和真实的母亲(区别于幻想中的"完美的母亲")共存。

　　最后,克莱因认为,那些处于"偏执—分裂心理模式"的小孩,心中非但没有光亮,而且布满了嫉妒、愤怒和失望的乌云。但是"偏执—分裂心理模式"可以用"忧郁心理模式"来平衡,在后者中,婴儿能整合好与坏、爱与恨,孩子了解到他所恨、所害怕的对象也是他所爱、所依赖的对象,这个领悟所带来的内疚感和忧郁,会唤起感恩之情,同时也会激起修复和创造的动机。

支 招

回到这个梦中,第一部分,梦主交代了两个世界的并存。"好的世界"就是古代的大庄园,既然是古代的,就说明是梦主继承来的,那么,梦主在这个庄园中一定有个疼爱梦主的"好母亲"了,否则,母亲也不会给她这么一大笔财富。"坏的世界"是那后山,因为,野猪象征着攻击性,漫山遍野的野猪,说明这个领地的无情和恐怖,两相对比之下,风调雨顺的大庄园是多么富饶和美丽。"母黑熊"是这座山真正的主人,不喜欢外人进入,而且,黑熊只有一个孩子(显然,这个孩子指梦主的妹妹了)。这些都暗示着"母黑熊"象征着梦主潜意识中的"坏母亲"。这等于说,在梦的开始,梦主的心理结构停留在"偏执—分裂心理模式",她潜意识认为自己曾有一个爱她的好母亲,留给她一个大庄园;她也有一个"坏母亲",脾气暴躁得像"熊"一样,偏心地喜欢自己的另一个孩子,而且,养了很多野猪,时刻可能来攻击她的庄园。于是,她不得不用"铁丝网"把一好一坏两个世界给隔离、分裂开。而梦主对妹妹的嫉妒感,也符合"偏执—分裂心理模式"的特点,也就是说,现实生活中,梦主的母亲面对两个女儿即使是"一碗水端平",梦主在潜意识中还是会感觉母亲是偏心的,这虽然只是一种内心幻想,却可以强烈地影响到梦主如何看待外在世界。

梦的第二部分,梦主开始进入"坏的世界",意味着梦主的心理结构开始转换为"忧郁心理模式"。她的潜意识尝试打通分裂的世界,接受一个整合的统一的世界,接受一个同时拥有"好乳房"和"坏乳房"的母亲,也预示着梦主想要创造性地修复她和母亲之间的感情。

首先,梦主"小心翼翼"地开始了"解释",这说明尽管梦主还是害怕来自母亲的攻击,但是她开始更多地运用理性的方式来和母亲沟通。接着,梦主强调自己只是因为"饥饿"而来,不是想冒犯黑熊,说明梦主更想要的是和母亲和平共处,而不是进行"你赢我输"式的争吵。后来,梦主通过有序的安排,战胜了野猪军团,也向母亲进贡了一只最嫩的小野猪。这个情节可以理解为,梦主母女可以进行一些有效的沟通了。也就是说梦主可以包容来自母亲的攻击,比如说一些批评或者善意的指责,就好像她可以打退野猪军团。同时,在沟通中,她也可以保留一些自己的愤怒和个性,就好像她送给母亲的是最嫩的小野猪(象征着攻击性最小),而不必担心会伤害母亲或激怒母亲。最后,梦主和黑熊达成边界的协议,更加说明了梦主心理结构的变迁,也就是从原始的、依赖的"偏执—分裂心理模式"更多地向成熟的、自主的"忧郁心理模式"的过渡。

结合梦主的自述,我们也可以发现,随着梦主社会经历的增加和对自己认识的提高,她有了一种对母女之情的顿悟,感觉自己过去对母亲的要求可能有些过分,母亲不可能只具备"好母亲"的特质,而没有"坏母亲"的特质,而这种顿悟再结合过去对母亲的愤怒和攻击的回忆,梦主产生了内疚感和感恩之情,从而,更主动地想要修复和母亲之间的关系。

应聘后，梦见被蒙面彪形大汉囚禁

梦主：研究生，女，25 岁

心理咨询师：陈天星

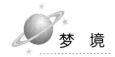 **梦 境**

我梦到自己在郊区一栋很厚很大的楼里，很惊讶自己怎么在这里，就好像《世界末日》中的未来战士一样，突然被抛到了这个地方。我听到很多女人的惨叫声，我想逃，但楼的四周都是铁丝网，很多蒙面的彪形大汉来回走动着，我不知道他们要干什么。两个彪形大汉架着我进入了电梯，因为是观光电梯，所以，我能看到外面的情况：第一层的女人穿得比较少，就是白布片吧；第二层的女人穿得至少可以把身体包住；到了第三层，停了下来，我被推出了电梯，看到很多女人都穿着婚纱一样的层层叠叠的白色衣服在排队。至于她们要到哪里去、干什么，我都不知道。我很害怕，想着一定不能让他们伤害我。然后，听到一个彪形大汉对一个好像是女看护员的人说："该给她们发卫生巾了。"女看护员看上去比较老，但是很奇怪地穿着高跟鞋，昂首挺胸地走了。

突然，不知怎么就到了楼外，我回头望着那座可怕的楼，感觉里面的女人都是被喂养的，随时等着被性虐待。我不寒而栗，拼命奔跑。到处是田野，我感觉到彪形大汉们开始追我，于是，我就朝着有高速公路的地方跑，可是高速公路的护栏又跨不进去,我只好拼命地沿着它跑,也不管脚下的玻璃碎片,有的碎片甚至都扎进了脚里,我很痛,但不敢停,只好不停地跑……

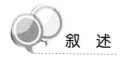

叙 述

我是一名快毕业的女研究生,做这个梦的前一天我去应聘,当时,是一个女经理面试我的,她是那种没有女人味的女强人,却是我向往成为的那一类人。她对我很欣赏,说只要我愿意跟着她干,保证我不出几年就能在行业里立足。

本来我以为一切都定了,但晚上又接到她的电话,说虽然看好我,但还要再通过一个男经理的面试。当时我就想,万一男经理不要我怎么办呢? 当晚,我就做了这个梦。对于梦中的婚纱,我想起了一个同学,她在学校时就和一个富二代谈恋爱了,等着毕业后结婚。虽然我有些嫉妒她,但是更多的是鄙视她,感觉她放弃了对事业的追求,而去享受比较容易获得的成功。

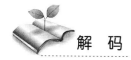

解 码

这个梦确实有些惊悚。不过,它很好地投射出这位女性在潜意识中对男女地位的看法和自我调适。

"郊区"是一个过渡的区域,象征着从农村到城市的过渡,从农业文明到现代文明的过渡。这里出现了一个"很厚很大的楼",那么,它就要承担某种社会功能了,结合梦主的身份是学生,我们可以推断它为教育机构。梦主的潜意识中认为,教育就是要把女性的性本能给束缚起来,通过一层一层的训练和改造,使性本能得到驯化,然后分配给掌握权力的男性们。这点反映在梦中就是,第一层的女性穿得比较少,说明她们的对性还没有羞耻感;到第二层就多起来,说明对性本能开始有了觉知和压抑;到第三层就成婚纱了,说明女性通过训练和改造已经可以利用自己的性本能了,当然,利用的途径也很悲哀,就是通过嫁给有权势的男人来实现自己的价值。

梦中的蒙面彪形大汉显然象征着梦主潜意识中的男性权力。不过这种权力的形式比较落后，不是通过威望来施加的，而是通过暴力来强迫女性认同的。然后，彪形大汉通知女看护员说"该发卫生巾了"，结合梦主在现实中的求职经历，意味着男性权力对这批女性的训练和改造完成了，她们都已经性成熟了，可以步入社会了。穿着高跟鞋的女看管员对应着现实中的女经理，即跟着她干，就可以高升。当然，代价就是要放弃自己对情感的追求，变得冷酷现实。

梦的第二大段情节出现得比较突兀，这可能反映出梦主潜意识的某种分裂和对抗吧。梦主的潜意识对于这样的情节发展感到痛苦，需要找到某种新途径来解脱。"被喂养"和"性虐待"再次投射出梦主在潜意识中对女性社会地位的低尊严感和低价值感。"高速公路"象征着一种快速高效的解决方案，从郊区通往城市，有着现代化的意味，象征着从过往的文明迈入现代文明的途径。但是，梦主却无法跨过高速公路的护栏，说明有着某种力量在阻碍着梦主对现代文明的接受和适应。

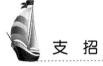 支 招

显然，这位梦主的潜意识中流露出了一种矛盾：一方面认同男女社会地位不平等的陈旧思想，另一方面又试图反抗。

首先，梦中的女人就是要被男人改造和统治的，以及梦主多次提到蒙面的彪形大汉。让我联想到《大红灯笼高高挂》中从不出现脸的男性形象，这样就容易营造出一种恐惧感，一种男性好像无处不在、无所不能的全能感。其实，按照精神分析对潜意识"投射"的理解，即"别人对待我们的态度，是我们给别人的"，这正说明了梦主在潜意识层面为身为女性感到自卑。

再看梦主对教育机构的投射。教育机构承担着培养从落后到现代的高素质人才的社会职能，但是，梦主的潜意识却认为它是一个死气沉沉的监狱一样的地方，这点可能和梦主内在人格中严苛的"超我"有关，她对性存在一种逃避和害怕

的态度。

接着，梦主提到自己仿佛《世界末日》中的未来战士一样被抛到地球上。这里可以反映出梦主对毕业后要进入社会的恐惧，感觉像是世界末日，她被抛在了一个自己不熟悉的地方，一切都好像很被动，很无奈。但其实，这部电影本身是一部面对命运勇敢拼搏的励志片。

让我们回到梦的最后，是什么力量在阻碍着梦主逃离呢？梦中其实已经给出了答案。那就是她脚下的无数玻璃碎片。我们说，玻璃就是镜子，而镜子可以投射出我们对自己的认知。那么，无数的玻璃碎片，就象征着梦主的人格碎片，许多固有的陈旧观念。

歌德曾说"永恒的女性引领我们飞升"，每一位女性心中都有母性，不仅能成为一位合格的母亲，还能孕育人类文明。所以，身为女性完全不必自卑，相反，应该自豪。去勇敢地追求自我的实现和独立吧，这才是真正的成熟。

梦中，监考老师变成了母亲

梦主：莎莉，女，26 岁

心理咨询师：陈天星

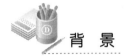 **背　景**

梦者叫莎莉(化名)，26 岁，前一阵她时常拉肚子。比如，早晨起床后，突然想到过会要挤地铁了，万一挤不上去怎么办，就要拉肚子；或者和同事聊天，突然看到领导路过朝她看了一眼，她就担心领导是不是不高兴，是不是生她的气，于是，就要拉肚子；有时，只是坐着看书、看电视，也会突然想要拉肚子。

莎莉去医院做了肠镜，生理指标都正常，医生诊断她得了肠易激综合征，也就是说因为心理作用拉肚子。

做梦当天，莎莉要去做肠镜，过几天，她就要参加研究生考试。

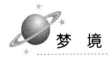 **梦　境**

我梦到自己去参加研究生考试了，但试卷上都是奇形怪状的文字。我当即就很气愤地对监考老师说，怎么可以这样歧视我，给我的考卷居然全是看不懂的文字。

这时，一名女监考老师走过来，拿起我的试卷，一言不发转身就走了。我气死了，跳起来想去掐她的脖子，突然，我发现她的背影就是我的母亲。

然后不知怎么回事，考场外下起了雪，我就去玩堆雪人了。大家都在堆，仿佛谁堆得最大谁就赢一样。

我堆啊堆啊，先是堆起了一个雪人，但是马上就消融了。我只好加快速度，好不容易又堆出一个雪人，看着它开心的笑容，我也很开心。可是，我退后两步突然发现，雪人的手变成了脚，脚变成了手。更可怕的是，雪人空洞洞的眼睛，突然流出了血……

心灵对话

我从梦中惊醒，出了一身的冷汗，感觉恐怖得要命，就赶快给我妈打了一个电话。

我：你在电话中和母亲都说了些什么？

莎莉：我就说："妈，我做了一个噩梦，差点吓死我。"她就安慰我说："没事的，坚强些。大家都会做噩梦，我也常做的。没事的，早点休息吧。"我还想说什么，但是她说她明天公司还有事情，让我自己读会书或者看看电视。

我：你感到有些失望？

莎莉：嗯，我原本希望她可以问一下我梦到了什么，没想到她一点也不好奇，可能她太累了吧。

我：你希望她可以更多关注你？

莎莉：嗯，有点吧，她总是太忙了。像这次做肠镜，本来她答应陪我去的，结果公司有事，就走了。

我：当时你感到失落和愤怒？

莎莉：失落有一些，愤怒应该没有吧。她一直是个女强人，我很佩服她的。

我：你渴望成为她那样的人？

莎莉：有点吧，可我觉得这辈子是赶不上她了。她又是单位领导，又是女企业家，无论哪一个我这辈子都达不到了。

我：听起来好像有些嘲讽你母亲的意思啊？

莎莉：也可能。我有时会想，她那么成功，和我又有什么关系呢？

我：你是说你无法分享她的骄傲和喜悦？

莎莉：说来真的可笑，我的朋友有次跟我说，你妈看起来挺凶的。即使在我的朋友面前，我妈都不肯多对我笑笑。记忆里，我记得有次她带我去她位于陆家嘴的公司总部，在高耸入云的摩天大楼里，她微笑地望着外面，而我却不知道她要对我说什么。

我：你很紧张，担心她又对你提出要求？

莎莉：对对，一种紧张感，我就担心自己正欣赏美景的时候，我妈突然来一句："你要是用功的话，也会和妈妈一样的。"

我：你感觉她离你很远。

莎莉：你是说距离感吗？是的，我时常在想，其他人的妈妈是什么样的呢？我的朋友就可以和她妈妈撒娇，但是，我连和我妈开个玩笑都不敢。

我：你一直担心她内心看不起你。

莎莉：唉，是啊，所以，我才希望通过考上研究生来证明自己。

我：是有些可悲。你的意义和价值感不是你自己决定和选择的，而是顺从母亲的意志，迎合她的喜怒。

莎莉：(眼睛湿润了)我多希望妈妈可以告诉我："你很棒的，妈妈永远无条件爱你。"

我：唉，你只有学习的时候能感到自己是有能力的，才能相对快乐些。但是你缺乏志向，也就是奋斗的动力和属于你的理想。

莎莉：是这样的，有时候我感觉自己除了考试，好像什么都不会，我甚至不知道自己活着的意义是什么。

我：嗯，你始终被一种空虚感所包围，这让你很痛苦。

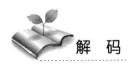

解 码

这是一个意象惊悚的梦，它很好地印证了自体心理学中有关健康自恋的合理性需求。

按照科胡特的自体心理学,每个人都有三种自恋的需求。第一种是"夸大的需求"。如果婴儿能从母亲的眼睛中感受到一种欣赏、赞美和无条件的接受,那么,婴儿的情感就得到满足,婴儿的内心世界就会获得安全感,未来就会成长为心理结构中的"志向",给个体的发展提供动力。但是,如果婴儿无法从母亲的眼神中感受到这种对自己的欣赏、赞美和无条件的接受,那么,婴儿就会陷入情感饥渴之中,内心世界就会缺乏安全感,长大以后,他(或她)的人格结构就需要消耗大量的心理能量来防御这种空虚感。一旦这种空虚感浮现到意识层面,她就会感到焦虑和恐惧。莎莉的肠易激综合征,就是这种空虚感的转化。每当她的空虚感快要浮现到意识中的时候,她就会拉肚子。对于莎莉而言,相比于意识到空虚感的痛苦,不如去感受拉肚子的痛苦。

第二种自恋的需求是"理想化需求",就是婴儿想说"你是完美的,但是,我是你的一部分"。这时候,婴儿往往希望父母可以解决一切问题,父母就是神。"理想化需求"会成长为心理结构中的"理想",给个体发展提供目标感。可惜莎莉的母亲虽然能干,却总不在莎莉身边,以致莎莉觉得母亲的成功与自己没关系,这导致她缺乏理想。

第三种是"孪生需求",就是随着心理的发展,儿童的需求会指向父母之外的人,儿童会渴望从爷爷奶奶、兄弟姐妹、朋友等人身上获得被支持的感觉。如果被满足,"孪生需求"会成长为心理结构中的"技术和能力",引导着个体把心理动力流向目标和理想。

我们的心理结构由"志向"、"能力"、"理想"这三极组成,三极都有,就是一个相当健康的人;假如只有其中的两极,也算相对健康;只有一极的话,就很容易变成人格问题。

现在,让我们回到莎莉的梦境。按照自体心理学理论来解读莎莉的梦,其实是这样的:考卷是奇形怪状的文字,说明莎莉内心感到不被人理解,然后,她把这种不被理解的感觉,投射到监考老师身上,认为是别人歧视她、贬低她、攻击她。于是,梦中的莎莉就想去掐监考老师,以此来表达她不被理解的愤怒。监考老师突然变成了母亲的背影,说明母亲留在莎莉内心的意象就是一个沉默、冷酷、无法沟通的拒绝者姿态。雪景代表一种孤独和悲凉，堆的雪人融化了，说明莎莉自体的"夸大的需求"一直得不到满足，从而她的人格很难建立起来。好不容易雪人堆好了，可退后几步再看的时候，却发现这个雪人是被肢解的，就说明莎莉潜意识中的自我意象是分裂的，她缺乏自主感，比如报考研究生，只是为了向母亲证明自己的价值。最后，雪人空洞的眼中流出了血泪，说明莎莉内心因为缺乏安全感、自主感而痛苦。

 支 招

从最新的母婴互动研究成果来看，当一个婴儿在看自己母亲的时候，他/她看到的是什么呢？结果很可能是，他/她看到的是自己。所以，从莎莉的梦境中雪人空洞的眼神和流出血泪可能都意味着从小莎莉就没能够在母亲的眼中找到自己存在的价值，也可以理解为母亲看莎莉的眼神不是欣喜，不是骄傲，而是不自信的，或许是哀怨的，很可能是因为母亲有着自己无法面对的内心创伤和属于自己的无能感。

那么，我在咨询关系中就要努力去修正莎莉这些非常内在的感觉，比如说，当她在描述一些自己感到自豪的事情时，虽然这些事情很可能比较幼稚可笑，但是，我不能因为这些事情微不足道而忽视它们，而是要赋予这些事情肯定的意义和价值，因为，它们很可能就代表着莎莉小时候每一个尝试吸引母亲关注的动作和表情，她需要母亲的关注，并且是予以肯定的关注。简单地说，通过理解这个梦，我发现莎莉的内心创伤发生得很早，而要去修复这个创伤需要我和她付出更多的耐心和理解，就仿佛我要陪伴着她重新生长一遍。